复合冠状动脉血运重建术

Hybrid Coronary Revascularization

主 编 苏丕雄

副主编 王乐丰 高 杰

编 委（以姓氏笔画为序）

王乐丰 王红石 卢长林 史冬梅 刘 宇 刘 岩
安向光 孙 昊 苏丕雄 李东杰 李惟铭 杨桂林
杨新春 吴 延 吴安石 邱志兵 何冀芳 张大鹏
张希涛 张建军 张智勇 陈 鑫 陈牧雷 陈瑛琪
贾彦雄 夏 昆 顾 松 徐 立 高 杰 郭玉林
郭宗生

编写秘书 李东杰

人民卫生出版社

·北京·

图书在版编目（CIP）数据

复合冠状动脉血运重建术 / 苏丕雄主编 . —北京：人民卫生出版社，2022.12

ISBN 978-7-117-33785-4

Ⅰ.①复…　Ⅱ.①苏…　Ⅲ.①冠状血管 —心肌成形术　Ⅳ.①R654.2

中国版本图书馆 CIP 数据核字（2022）第 196609 号

| 人卫智网 | www.ipmph.com | 医学教育、学术、考试、健康，购书智慧智能综合服务平台 |
| 人卫官网 | www.pmph.com | 人卫官方资讯发布平台 |

复合冠状动脉血运重建术

Fuhe Guanzhuang Dongmai Xueyun Chongjianshu

主　　编：苏丕雄

出版发行：人民卫生出版社（中继线 010-59780011）

地　　址：北京市朝阳区潘家园南里 19 号

邮　　编：100021

E - mail：pmph @ pmph.com

购书热线：010-59787592　010-59787584　010-65264830

印　　刷：北京华联印刷有限公司

经　　销：新华书店

开　　本：787 × 1092　1/16　印张：12

字　　数：270 千字

版　　次：2022 年 12 月第 1 版

印　　次：2023 年 1 月第 1 次印刷

标准书号：ISBN 978-7-117-33785-4

定　　价：198.00 元

打击盗版举报电话：010-59787491　E-mail：WQ @ pmph.com

质量问题联系电话：010-59787234　E-mail：zhiliang @ pmph.com

数字融合服务电话：4001118166　E-mail：zengzhi @ pmph.com

主编简介

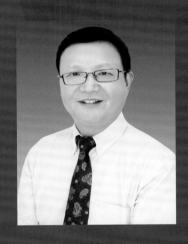

　　苏丕雄　医学博士,主任医师,教授,博士研究生导师。现任首都医科大学附属北京朝阳医院心脏中心主任、心脏外科主任、首都医科大学心脏外科学系副主任、中华医学会胸心血管外科学分会委员、中国医师协会心血管外科医师分会常务委员兼副总干事、中国民族卫生协会心血管学科分会心外科专委会主任委员、北京医学会心脏外科学分会副主任委员;国家自然科学基金及北京市自然科学基金委员会评审专家;国家药品监督管理局评审专家;担任多种期刊编委。

　　主要从事冠状动脉粥样硬化性心脏病(简称"冠心病")的外科治疗,累计完成冠状动脉旁路移植术 1 万余例,成功率达 98% 以上,擅长不停跳冠状动脉旁路移植术,微创小切口、腔镜辅助下冠状动脉旁路移植术,急诊冠状动脉旁路移植术及危重症冠状动脉旁路移植术。自 2012 年开展胸骨下段小切口冠状动脉旁路移植术以来,已成功完成 300 余例。同期开展全胸腔镜心脏外科手术,已成功完成 200 余例,手术成功率达 99%。自 2018 年 4 月顺利开展"一站式"复合冠状动脉血运重建术以来,目前已完成 200 余例,成功率达 99%,复合冠状动脉血运重建术的数量与质量在国内、国际均处于领先水平。参加国家"十一五""十二五"攻关项目、承担多项国家及北京市自然科学基金项目,撰写各种学术论文 60 余篇(SCI 16 篇)。参与制订《中国冠状动脉旁路移植术后二级预防专家共识》《中国冠状动脉杂交血运重建专家共识》;参与编写心脏外科著作4部;主编专著《非体外循环冠状动脉搭桥术》。获"北京市科学技术进步奖"三等奖一项;2007年获"中华医学科技奖医学科学技术奖"三等奖;2000年获"北京市优秀青年岗位能手"称号;2001年入选"北京市'十百千'卫生人才培养资助项目";2009年被评为"北京市学科教学带头人和骨干教师";2011年获"北京市'十百千'卫生人才培养资助项目"百层次人才资助;2016年获北京市"卫生计生委优秀共产党员"称号;获2017—2020年度"朝阳名医"称号。培养硕士研究生18名、博士研究生9名。

序 一

我国人群的心血管疾病患病率仍处于持续上升阶段,2017年心血管疾病的死亡率仍居首位,2019年全国冠心病(coronary artery disease,CAD)患者约1 100万。在治疗方面,冠状动脉血运重建是治疗CAD的有效方法,包括冠状动脉旁路移植术(CABG)、经皮冠状动脉介入治疗术(PCI)及复合冠状动脉血运重建术(HCR)。

2019年,全国CABG手术量约5万例,PCI手术量约90万例,HCR手术量目前无统计数据,估计不足1 000例,HCR手术结合了外科微创冠状动脉旁路移植术(minimally invasive direct coronary artery bypass,MIDCAB)和PCI的优势,合理避开了其相对不足,被称为第三种血运重建方式。理论上,12%行冠状动脉血运重建的患者可以行HCR手术,目前其手术量较少的原因在于心血管内科及心脏外科医师对于HCR的概念、手术指征、手术技术及围手术期处理等方面存在概念不清、指征把握不确切、围手术期处理经验不足等诸多问题。

本书作者团队单中心已完成"一站式"HCR手术200余例,取得了令人满意的早中期临床效果。本书总结了其成功的经验,也提出了相对不足,对于广大心脏外科及心血管内科医师、麻醉医师,特别是从事HCR手术的相关医师不失为一本贴近临床实践的实用参考书。

国内外目前尚无关于HCR手术的专著,本书的出版将为HCR手术的广泛开展、手术量的增加及质量的提升提供很好的参考。

祝贺本书的出版发行。

中华医学会副会长、北京医学会会长
封国生
2022年9月

序 二

复合冠状动脉血运重建术（hybrid coronary revascularization，HCR）是冠状动脉心肌血运重建的有效方法之一，此手术结合了冠状动脉搭桥术（coronary artery bypass grafting，CABG）及经皮冠状动脉介入治疗（percutaneous coronary intervention，PCI）两种治疗方式的优点，同时又避开了两者的相对不足。目前，CABG仍然是一种非常有效的完全血运重建方式，但它同时存在增加术后一些短期并发症（如出血、脑卒中、胸骨感染或延迟愈合等）的风险。随着新一代药物洗脱支架的广泛应用，大大降低了PCI术后支架内血栓形成的发生率。但是，在一些复杂的冠状动脉病变，尤其是前降支病变的治疗中，PCI的效果并不十分理想。HCR的术后早期临床效果非常好，已经成为冠状动脉血运重建的第三种方式。

目前，CABG术中非前降支血管搭桥仍大多选择大隐静脉桥（saphenous vein graft，SVG）。相较于其他前降支再血管化方法，其实左乳内动脉到前降支搭桥的获益最大，其原因在于大部分人左心室的供血主要源自前降支且它具有非常高的远期通畅率。相比之下，SVG的远期通畅率要逊色很多，因此人们就产生了用PCI的方法处理不太复杂的回旋支和右冠状动脉病变来代替静脉桥。

HCR是微创冠状动脉搭桥及PCI技术的完美结合，可以分期完成，也可以在杂交手术室先行微创冠状动脉搭桥紧接着同期行PCI完成，具体选择哪种方式，需要根据每个医院自身能力及心外科医师与导管室医师组成的团队协商决定。

目前，中国尚无关于HCR的指南，本书作者团队致力于实践HCR技术，特别是"一站式"HCR，已累计完成200余例，取得了一定的经验。本书对该手术的手术指征、手术策略及手术技巧进行了归纳与提炼，并结合典型案例进行分析与讲解。

本书内容对临床工作有较强的指导作用，并阐明了HCR相关的细节问题。相信本书的出版会使广大读者有所受益。

美国埃默里大学心胸外科主任、教授

Michael E. Halkos

翻译：郭玉林

Preface

Hybrid coronary revascularization (HCR) has emerged as an effective alternative method for coronary revascularization, which combines strengths of coronary artery bypass grafting (CABG) and percutaneous coronary intervention (PCI) while minimizing their respective weaknesses. CABG remains a very effective method for complete revascularization but has an increased short-term risk of procedural related complications, including, bleeding, stroke, sternal infection and prolonged recovery. PCI has also made significant strides with a very low incidence of stent thrombosis in the latest generation of drug-eluting stents. However, PCI is a lesion specific strategy only compared to a vessel specific strategy like CABG. Furthermore, the efficacy of PCI is reduced in patients with more complex disease, especially in the left anterior descending coronary artery (LAD) territory. HCR achieved excellent short-term clinical results and has become an alternative method for coronary revascularization.

At present, the use of saphenous vein grafts (SVG) still accounts the majority of bypass grafts performed to non-LAD targets. The benefit of left internal mammary artery (LIMA) to the LAD, which is still superior than any other method of LAD revascularization, is due to its excellent long-term patency rates and the fact that in most patients, the LAD supplies the majority of the left ventricle. Long-term SVG patency is not comparable to the LIMA-LAD graft. Thus, the possibility of comparable results with PCI to non-LAD vessels, especially for non-complex circumflex or right coronary lesions, is more likely to occur.

HCR involves a combination of minimally-invasive CABG for LIMA-LAD grafting and PCI of non-LAD lesions. The procedures can be staged, with CABG and PCI being done during different settings, or can be concomitant, where the minimally-invasive CABG is followed by PCI in the same procedural suite. The approach depends on individual hospital capabilities and the coordination of surgical and interventional cardiology teams.

Currently, there are no protocols for HCR procedures in China. This group of authors has been committed to HCR and has accumulated nearly 300 cases, especially "one-stop" or concomitant procedures. This book summarizes and defines the indications, strategies and techniques of the surgical operation and PCI, and presents analyses and comparisons to traditional CABG cases.

This book functions as an important guide for clinical work and provides a deep dive into the nuances of HCR. I believe that the publication and distribution of this book will benefit all of our readers.

Sincerely,
Michael E. Halkos, MD
Chief and Professor
Division of Cardiothoracic Surgery
Emory University School of Medicine
Atlanta, GA

前 言

复合冠状动脉血运重建术（hybrid coronary revascularization,HCR）是近年来发展起来的较新的多支冠状血管病变的血运重建方式，结合了冠状动脉旁路移植术（coronary artery bypass grafting,CABG）及经皮冠状动脉介入治疗（percutaneous coronary intervention,PCI）两种术式的优点，合理避开了两种术式的相对不足，在临床得到了较为广泛的应用。但是从全球范围看，由于 HCR 中搭桥部分需要用微创的方法完成左乳内动脉到左前降支的搭桥，"一站式"HCR 更是需要配备有复合手术室，且需要由心脏外科、心血管内科及麻醉科等多学科团队共同合作完成，因此到目前为止，完成的手术数量仍有限。手术适应证的把握、关键技术的突破、围手术期抗凝策略的选择及术后监护方法等众多方面仍存在较多的问题及不同的观点。

首都医科大学附属北京朝阳医院 HCR 团队，近年来积极开展此方面工作，累计完成手术 200 余例，并取得了较好的临床效果。在手术适应证的选择、关键技术的突破及围手术期抗凝策略等方面进行了较为深入的研究，取得了一系列初步结果。本书所有资料均来自真实病例，既有成功的经验，也有失败的教训，对出现的问题也进行了多方面的分析，提出了不同的解决方案，资料较为真实、可信，难能可贵。

本书的出版将有助于 HCR 的进一步广泛普及，有助于提高 HCR 的技术水平，并将对从事 HCR 的医师大有裨益。

苏丕雄

2022 年 9 月

目　录

视频目录

第一章
复合冠状动脉血运重建术概述

一、发展简史

20 世纪初,外科医师尝试通过切断交感神经、切除甲状腺等方法降低心肌代谢、减少心肌耗氧量来治疗心绞痛。1977 年,Gruertzig 和 Turina 在瑞士苏黎世首次进行经皮腔内冠状动脉成形术(percutaneous transluminal coronary angioplasty,PTCA)。20 世纪 80 年代初,Johnson 等实施了同时使用多支大隐静脉桥(saphenous vein graft,SVG)或左乳内动脉(left internal mammary artery,LIMA)的搭桥术,实现了在心脏停搏的情况下使用一支或多支移植血管桥,至此,现代冠状动脉旁路移植术(coronary artery bypass grafting,CABG)基本成形。1987 年,Urich Sigwart 首次进行经皮冠状动脉介入治疗(percutaneous coronary intervention,PCI),开辟了冠心病非外科手术治疗的新纪元。

CABG 相对于 PCI 最大的优势在于其使用 LIMA 到左前降支(left anterior descending,LAD)搭桥有良好的远期通畅率和临床结果,其 10 年通畅率可达 95%。但如果 CABG 使用 SVG 则通畅率较低,10 年通畅率仅为 50%~60%。PCI 使用药物洗脱支架(drug eluting stent,DES),1 年通畅率可达 95%,同时对患者造成的创伤更小。1994 年,Benetti 首次在胸腔镜下游离 LIMA,然后经左前外侧小切口进行 LIMA-LAD 吻合,标志着微创心脏外科时代的到来。

基于此背景,1996 年 Angelini 等在《柳叶刀》(*The Lancet*)上发表文章,首次将外科微创冠状动脉旁路移植术(minimally invasive direct coronary artery bypass,MIDCAB)与 PTCA 联合,对 6 名多支血管病变的患者进行再血管化,并取得了成功,标志着复合冠状动脉血运重建术(hybrid coronary revascularization,HCR)的诞生。HCR 结合了 MIDCAB 和 PCI 技术的优点,在微创的条件下既保证了 LAD 的远期通畅率又完成了完全血运重建,同时避免了传统 CABG 中非前降支血管静脉桥通畅率较低、PCI 治疗对复杂 LAD 病变效果不佳的缺陷。

二、概念

美国心脏病学会(American College of Cardioloy,ACC)、美国心脏协会(American Heart Association,AHA)和心血管造影和介入协会(Society for Cardiovascular Angiography and

Interventions, SCAI）于 2021 年 12 月发布了共同制定的《ACC/AHA/SCAI 冠状动脉血运重建指南 2021》对于 HCR 做了较为严格的定义：HCR 手术必须是计划性的，并且应该是 LIMA-LAD 搭桥与至少一支非 LAD 血管进行 PCI 的联合过程。美国临床试验数据库（ClinicalTrials.gov）对 HCR 的定义更为严格：必须是在微创下进行 LIMA-LAD 的吻合。然而，在临床工作中，HCR 的定义要更为宽泛，在 ST 段抬高的心肌梗死（ST segment elevation myocardial infarction, STEMI）病例中，先对"罪犯"血管进行急诊 PCI，然后再对"非罪犯"血管进行 CABG 的病例，只要是计划性的，就属于 HCR 手术；对于左冠状动脉系统存在多支血管病变的病例，可以行类似 LIMA-LAD 等的序贯吻合，大隐静脉（great saphenous vein, GSV）、右乳内动脉（right internal mammary artery, RIMA）也可作为 LAD 或非 LAD 的桥血管；大多数中心实施 HCR 时使用 MIDCAB 技术，在经胸骨正中切口行 LIMA-LAD 后对非 LAD 血管进行 PCI 时，也可以视其为 HCR 手术，但应该与使用部分胸骨切开、侧胸切口或胸腔镜手术的微创手术区分开来。

CABG 和 PCI 可以在杂交手术室中以很短的时间间隔进行（"一站式"HCR），也可以分别在传统手术室和导管室中间隔数小时、数天甚至数周进行（"分站式"HCR）。当进行"分站式"HCR 时，通常先进行外科搭桥。当然，在对急性冠脉综合征（acute coronary syndrome, ACS）患者进行处理时，如需要对非 LAD 的"罪犯"血管进行紧急处理，可先行 PCI 处理"罪犯"血管，再择期对 LAD 进行外科搭桥。

综上所述，HCR 的概念可以总结为：对于多支血管病变的患者，在计划内联合 CABG 和 PCI 技术对不同的靶血管进行复合血运重建的策略。可根据患者的临床表现（STEMI 及其他）、血管桥的选择（LIMA-LAD 及其他）、外科技术（MIDCAB 及其他）、PCI 技术（DES 及其他）及手术步骤（"一站式""分站式"）等对 HCR 进行具体分类。

三、与传统冠状动脉旁路移植术比较

近年来，Harskamp 等的多项回顾性研究已经表明，HCR 与停跳 CABG、不停跳 CABG，甚至与使用双侧乳内动脉搭桥相比，有着相当明显的临床结果，同时也表明，HCR 在糖尿病、高龄及左主干病变的患者中亦适用。目前，POL-MIDES 研究是唯一对比 HCR 和 CABG 的随机对照研究，该研究将 200 例多支血管病变患者随机分为 HCR 组和 CABG 组，12 个月时，死亡、心肌梗死、出血和再次再血管化的安全终点事件无差异，证明了 HCR 的安全性。2018 年，Tasjara 等发布了该研究的 5 年随访结果，两组患者的全因死亡率及心肌梗死、再次再血管化、脑卒中及主要不良心血管事件（major adverse cardiovascular events, MACE）的发生率均无差异。同时，令人惊讶的是，HCR 和 CABG 在改善生活质量方面没有可量化的差异。

Giambruno 等通过回顾性研究比较机器人辅助 HCR 和 CABG 的长期结果，通过倾向性评分匹配，两组患者在因出血再次开胸探查的发生率、围手术期心肌梗死的发生率、脑卒中发生率、透析需要率、输血率、延长机械通气时间、ICU 停留时间等方面无显著性差异，HCR 组患者的在院期间病死率更低、住院时间更短，长期生存率和免于再次再血管化方面没有显著性差异，但 HCR 组患者有更高的免于心绞痛发生率。HCR 与 CABG 相比，术后恢复更快,长期结果相当。Sardar 等发表了迄今为止比较 HCR 和 CABG 的最大的 meta 分析结果,该研究纳入 1 项随机对照研究和 7 项观察性研究,结果表明,HCR 和 CABG 的早期临床结果无差异,HCR 患者输血发生率降低 30%,住院时间缩短 1.2 天。

根据现有的证据,HCR 对特定的多支血管病变患者具有良好的耐受性和有效性。HCR 的效果可能并不比传统的 CABG 差,病死率、脑卒中和再次再血管化发生率相当,且输血量减少、住院时间缩短、康复更快。

四、与经皮冠状动脉介入治疗比较

Puskas 等发表了比较 HCR 与 PCI 的多中心观察性研究,对 98 例 HCR 患者和 200 例多支血管 PCI 患者的术后 MACE 事件进行比较。术后 12 个月随访,两组患者的结果并无差异;术后 18 个月随访,HCR 组的生存率略高于 PCI 组。HREVS 研究是一项比较 HCR 与 CABG 和 PCI 的随机对照研究,对比了 HCR、CABG 和使用药物涂层支架行 PCI 在多支血管病变治疗中的结果,使用单光子发射计算机断层成像(singlephoton emission computed tomography,SPECT)评估残留心肌缺血的情况,术后 12 个月随访显示缺血和移植失败无明显差异,MACE 事件的发生率差异亦无统计学意义。美国国家心血管数据注册中心(National Cardiovascular Data Registry,NCDR)的研究报告对 1 126 例 HCR 患者和 256 865 例 PCI 患者进行比较,行 HCR 的患者更年轻,且有更显著的左主干或 LAD 病变,行 HCR 的患者有着更高的在院期间病死率,但是经过校正之后,差异并无统计学意义。

HCR 的研究结果应阐明 HCR 在 LAD 或左主干病变 SYNTAX 评分低危的患者中的效果。HCR 研究是一项包含了 49 个中心的比较 HCR 与 PCI 的随机对照研究(ClinicalTrials. gov NCT03089398)。该研究目前已纳入超过 2 354 名多支血管病变的患者,包括 LAD 或左主干病变患者,均可行 HCR 和多支血管 PCI,纳入此研究的中心均是有 MIDCAB 或机器人辅助搭桥经验的中心,主要结果为 5 年的全因死亡率、心肌梗死、脑卒中和再次再血管化发生率,次要结果是健康状况和生活质量,这项大规模前瞻性研究的结果将明确 HCR 在包含 LAD 或左主干病变的 SYNTAX 评分低危的患者中的效果。

五、现状和展望

目前,关于 HCR 的研究大多为部分中心的回顾性研究,多中心的随机对照研究有限,因此大多数临床指南推荐 HCR 可有选择性地在患者中进行。2011 年,美国心脏病学会基金会(American College of Cardiology Foundation,ACCF)/ 美国心脏协会(American Heart Association,AHA)发布的《CABG 指南》中推荐:HCR 应用在传统 CABG 有禁忌的患者中是合理的,如主动脉近端钙化严重、CABG 靶血管较差、缺乏桥血管材料、LAD 不适合 PCI(Ⅱa 类推荐,证据级别 B),同时为了提高整体的风险获益比,HCR 作为多支血管 PCI 或 CABG 的替代亦是合理的(Ⅱb 类推荐,证据级别 C)。2014 年,欧洲心脏病学会(European Society of Cardiology,ESC)/ 欧洲心胸外科协会(European Association for Cardio-Thoracic Surgery,EACTS)发布的《心肌血运重建指南》中推荐:HCR 用于再次再血管化病例且缺乏桥血管材料的情况，或传统手术存在禁忌时（Ⅱb类推荐，证据级别C）。而最新的《2018 ESC/EACTS 心肌血运重建指南》中推荐：HCR 可考虑在有经验的中心、特定的患者中采用（Ⅱb类推荐，证据级别B）。

HCR 已经成为第三种血运重建策略。虽然已有证据支持 HCR 作为一种不劣于多支血管 PCI 或 CABG 的选择，但其使用率仍然很低。2011—2013 年，美国共行 198 622 例 CABG 手术，其中 HCR 仅占 0.48%；2009—2017 年，在美国 771 家医院 775 000 名行非急诊 PCI 的多支血管病变患者中，HCR 的比例仅占 0.2%，然而对美国 11 个心脏中心连续 6 669 名冠心病患者行冠状动脉造影的结果显示，适合行 HCR 的患者达到 12.2%。寻找其中原因，考虑应该是与经典的 CABG 手术相比，HCR 需要外科微创技术，MIDCAB 需要更久的学习曲线、更复杂的技术路线。十几年前的一项研究表明，仅有 10% 的心脏外科医师愿意行 HCR，但还面临着心脏团队（包括心内科、心脏外科、麻醉科及重症监护科）合作的问题及需要杂交手术室的问题，此外还需要更加有力的远期随访结果的支持，因此 HCR 技术的应用仍然非常有限。

未来 HCR 的适应证将会更加宽泛，不仅限于传统手术存在禁忌或 SYNTAX 评分中低危的患者，对于 SYNTAX 评分高危、以前只能行 CABG 的患者，HCR 亦是合理的选择。HCR 技术的推广将聚焦于冠心病内、外科团队的积极合作，适当的患者选择，外科技术的不断进步（高级 HCR 技术、双肺通气等），以及设计更加合理有效的随机试验，期待 HCR 研究和更多的其他研究带来答案。

（苏丕雄　李东杰）

参考文献

［1］胡盛寿. 胸心外科学 [M]. 北京: 人民卫生出版社, 2014: 271-273.

［2］ANGELINI G D, WILDE P, SALERNO T A, et al. Integrated left small thoracotomy and angioplasty for multivessel coronary artery revascularization [J]. Lancet (London, England), 1996, 347 (9003): 757-758.

［3］GAUDINO M, BAKAEEN F, DAVIERWALA P, et al. New Strategies for Surgical Myocardial Revascularization [J]. Circulation, 2018, 138 (19): 2160-2168.

［4］HARSKAMP R E, BRENNAN J M, XIAN Y, et al. Practice patterns and clinical outcomes after hybrid coronary revascularization in the United States: an analysis from the society of thoracic surgeons adult cardiac database [J]. Circulation, 2014, 130 (11): 872-879.

［5］NENNA A, LUSINI M, GRECO S M, et al. Minimally invasive surgical techniques in the era of hybrid coronary revascularization: additional benefits for the elderly patients？ [J]. J Geriatr Cardiol, 2016, 13 (10): 875-879.

［6］HALKOS M E, VASSILIADES T A, DOUGLAS J S, et al. Hybrid coronary revascularization versus off-pump coronary artery bypass grafting for the treatment of multivessel coronary artery disease [J]. Ann Thorac Surg, 2011, 92 (5): 1695-1701.

［7］ PUSKAS J D, HALKOS M E, DEROSE J J, et al. Hybrid Coronary Revascularization for the Treatment of Multivessel Coronary Artery Disease: A Multicenter Observational Study [J]. J Am Coll Cardiol, 2016, 68 (4): 356-365.

［8］ TAJSTRA M, HRAPKOWICZ T, HAWRANEK M, et al. Hybrid Coronary Revascularization in Selected Patients with Multivessel Disease: 5-Year Clinical Outcomes of the Prospective Randomized Pilot Study [J]. JACC Cardiovasc Interv, 2018, 11 (9): 847-852.

［9］ YANAGAWA B, HONG K, CHEEMA A, et al. What is the state of hybrid coronary revascularization in 2018？ [J]. Curr Opin Cardiol, 2018, 33 (5): 540-545.

［10］ LOWENSTERN A, WU J, BRADLEY S M, et al. Current landscape of hybrid revascularization: A report from the NCDR CathPCI Registry [J]. Am Heart J, 2019, 215: 167-177.

［11］ DI BACCO L, REPOSSINI A, TESPILI M, et al. Long-term follow-up of total arterial versus conventional and hybrid myocardial revascularization: A propensity score matched analysis [J]. Cardiovasc Revasc Med, 2019, 20 (1): 22-28.

［12］ HILLIS L D, SMITH P K, ANDERSON J L, et al. 2011 ACCF/AHA Guideline for Coronary Artery Bypass Graft Surgery: a report of the American College of Cardiology Foundation/American Heart Association Task Force on Practice Guidelines [J]. Circulation, 2011, 124 (23): e652-e735.

［13］ NEUMANN F J, SOUSA-UVA M, AHLSSON A, et al. 2018 ESC/EACTS Guidelines on myocardial revascularization [J]. Eur Heart J, 2019, 40 (2): 87-165.

第二章
冠状动脉解剖与冠状动脉造影

第一节　冠状动脉解剖

一、正常冠状动脉解剖与功能

冠状动脉的正常解剖位置是左主干（left main artery, LM）和右冠状动脉（right coronary artery, RCA）从升主动脉起始，开口分别位于各自冠状窦基底以上 1~2cm。左冠状动脉（left coronary artery, LCA）分为左前降支（left anterior descending branch, LAD）和左旋支（left circumflex, LCX），分别走行于前室间沟和左房室沟。LAD 沿前室间沟走行，发出数目不等的对角支和前间隔支，分别为左心室前壁和前外侧壁及室间隔前 2/3 供应血液。LCX 沿左房室沟走行，近端发出分支为左心房供血。在正常人群中，窦房结动脉有 40% 发源于 LCX。LCX 发出钝缘支，为左心室外侧壁和后壁供血，左冠状动脉对角支、间隔支和钝缘支的位置、数目和直径有很高的解剖变异性。RCA 起源于右主动脉窦，穿过右房室沟，近端发出右心房支和圆锥支。正常人群中，窦房结供血有 60% 来源于右心房支。圆锥支为右心室流出道供血。RCA 在右心室外侧发出锐缘支后走行至房室沟与后室间隔沟交叉处，发出后降支（posterior descending artery, PDA）和左室后支（posterior left ventricular branch, PLV）。这种冠状动脉解剖类型最为常见，被称为右冠状动脉优势型，约占正常人群的 80%。左冠状动脉优势型占 10%，PDA 和 PLV 分支来自 LCX。剩下的 10% 为均衡型，PDA 起源于 RCA，PLV 起源于 LCX。

每支冠状动脉发出分支血管，随着分支血管数量增加，其直径变小，从前动脉到小动脉再到毛细血管，形成一个完整的心外膜冠状动脉血管网。心肌血流量主要受冠状动脉微循环调节，通常小动脉直径减少 20%，阻力增加 100%，血流则减少 50% 以上。

二、冠状动脉解剖异常

冠状动脉造影检查发现冠状动脉解剖异常（coronary artery anomalies, CAA）的发生率为 1%~5%。尽管 CAA 在普通人群中很少见，却是年轻运动员心源性猝死第二常见的原因。

计算机断层扫描冠状动脉造影（computed tomographic coronary angiography，CTCA）和磁共振冠状动脉造影（magnetic resonance coronary angiography，MRCA）技术的临床应用增加了冠状动脉解剖异常的检出率，并且能够描述其异常的类型，有助于明确 CAA 患者的最佳治疗方案。CAA 最常见的解剖分类包括开口畸形、冠状动脉起源异常、终止异常、先天性缺失和发育不全。

CAA 有多种分类方法。从临床角度看，可以根据是否导致心肌缺血分为非缺血性冠状动脉异常、阵发缺血性冠状动脉异常和缺血性冠状动脉异常。

非缺血性冠状动脉异常包括：双支 RCA；LAD 起源于 RCA；RCA 起源于左冠状动脉。阵发缺血性冠状动脉异常包括：冠状动脉起源于对侧冠状窦；冠状动脉瘘；心肌桥。缺血性冠状动脉异常包括：起源于肺动脉的左冠状动脉起源异常；先天性冠状动脉开口闭锁或严重狭窄。

1. 先天性冠状动脉开口闭锁　冠状动脉开口发育不全或闭锁可能是孤立性病变，也可能伴随其他 CAA 发生。患者的预期寿命取决于是否存在能够供应远端冠状动脉床的侧支循环。

2. 冠状动脉起源异常　冠状动脉起源异常是较常见的 CAA 类型，包括冠状动脉起源于其他主动脉窦、肺动脉或其他冠状动脉的分支，甚至心室腔。起源于右冠状窦的 LCA 通常走行于主肺动脉前、升主动脉后、主动脉与肺动脉之间，或穿行间隔。

起源于右主动脉窦的 LCA 或者起源于左主动脉窦的 RCA 走行于动脉间，可导致年轻人运动期间或运动后心源性猝死（sudden cardiac death，SCD），原因可能是由于运动导致主动脉根部和肺动脉干扩张，加剧异常冠状动脉成角，从而导致管腔受压、心肌缺血。这种冠状动脉起源的解剖异常经确诊后，应行冠状动脉旁路移植术。

冠状动脉起源于肺动脉者较为罕见。如果 3 条冠状动脉均起源于肺动脉，则预后很差，患者通常于出生后第 1 个月内即死亡。LCA 起源于肺动脉又称布兰德 - 怀特 - 加兰德综合征（Bland-White-Garland syndrome），近 90% 的患者出生 1 年内死亡，极少数患者能存活到成年。此类患者如能及时诊断，首选冠状动脉旁路移植术（CABG）治疗。

3. 冠状动脉先天缺如　左主干缺如是最常见的类型，人群发生率为 0.41%~0.67%。LAD 和 LCX 直接起源于主动脉左窦，通常被认为是一种良性变异，可在冠状动脉造影中被偶尔发现。先天性 LCX 或 RCA 缺如的预后与正常人群相似。

4. 冠状动脉发育不全　冠状动脉发育不全是指至少一条主要心外膜动脉或其分支发育不良。三支冠状动脉均可能发生。发育不全的冠状动脉通常直径小、行程短。心外膜主要冠状动脉的管腔直径小于 1.5mm，缺乏邻近的代偿分支。单纯 LCX 或 RCA 单血管发育不全预后较好，但双血管发育不全存在心源性猝死的可能。

5. 冠状动脉终止异常　冠状动脉终止异常也称先天性冠状动脉瘘（congenital coronary artery fistulas，CAF），是一种较为少见的异常，指一支或几支冠状动脉与另一支主要血管或腔室（如腔静脉、左心室或右心室、肺静脉或肺动脉）直接交通，发生率约为 0.002%。在接受冠状动脉造影检查的患者中的发现率为 0.3%~0.8%。CAF 发生于任何主要心外膜冠状动脉，累及 RCA 者占 33%~55%，累及 LAD 者占 35%~49%，累及 LCX 者占 17%~18%。4%~18% 的 CAF 同时累及左、右冠状动脉系统。大多数冠状动脉瘘与低压结构交通，如右心室(40%)、右心房(26%)、肺动脉(17%)、冠状窦(7%)和上腔静脉(1%)。终止于左心的较少(左心房 5%，左心室 3%)。冠状动脉造影是诊断 CAF 的金标准。然而大多数 CAF 患者无症状，仅在行 CTCA 检查过程中偶然被发现。CAF 患者的临床表现取决于分流量的大小、位置及是否合并其他心脏病，常见症状为呼吸困难、疲劳、心悸和胸痛。CAF 还可能导致慢性心力衰竭、心律失常、心源性猝死和感染性心内膜炎。有症状的患者应接受外科手术或介入治疗。

6. 心肌桥　冠状动脉心肌桥(myocardial bridge，MB)是一种先天性的冠状动脉发育异常，人群发生率为 5%~10%，最常累及 LAD，容易被误诊为冠状动脉固定狭窄。在冠状动脉发育过程中，某个节段被浅层心肌覆盖，在心肌内走行，成为壁冠状动脉，覆盖在冠状动脉上的心肌称为心肌桥。心脏收缩时，被心肌桥覆盖的这段冠状动脉受到压迫，出现收缩期狭窄，心脏舒张时冠状动脉压迫被解除，冠状动脉狭窄也被解除。心肌桥分为表浅型和纵深型，前者心肌桥薄而短，对冠状动脉血流影响较小，多数可无心肌缺血症状及相应的心电图改变；后者心肌桥厚而长，对冠状动脉血流影响大。多巴酚丁胺试验使心率加快和心肌收缩力增强时心肌桥现象更为明显；反之，应用 β 受体阻滞剂或钙通道阻滞剂使心率变慢、心肌收缩力减弱时心肌桥现象减轻。心肌桥并非冠状动脉本身的病变或变异，但长期存在可能容易导致局部冠状动脉损伤。心肌桥通常无血流动力学意义，某些患者可能发生心绞痛、心律失常、左心室功能降低、心肌顿抑、心脏移植术后早期死亡和 SCD。治疗可考虑使用 β 受体阻滞剂或钙通道阻滞剂。特定患者可考虑外科治疗。

第二节　冠状动脉造影

冠状动脉造影(coronary angiography，CAG)是目前诊断冠状动脉粥样硬化性心脏病(冠心病)的一种常用且有效的方法。选择性冠状动脉造影就是利用血管造影机，通过特制定型的心导管经皮穿刺入股动脉、桡动脉等外周动脉血管，逆行至升主动脉根部，然后探寻左或右冠状动脉口插入，注入造影剂，使冠状动脉显影，这样就可以清楚地将整个左或右冠状动脉的主干及其分支的血管腔显示出来，了解血管有无狭窄病灶存在，对病变部位、范围、严重程度、血管壁的情况等做出明确诊断，决定治疗方案(介入、手术或内科治疗)，还可用来判断疗效。这是一种较为安全可靠的有创诊断技术，现已广泛应用于临床，被认为是诊断冠心病的"金标准"。近年来，自血管内超声技术(intravascular ultrasound，IVUS)、光学相干断层成像(optical coherence tomography，OCT)等逐步在临床应用，发现了部分在冠状动脉造影中显示正常的血管段存在内膜增厚或斑块，但 IVUS 等检查费用较为昂贵，操作较为复杂，现正在逐渐推广应用。

冠状动脉造影始于 19 世纪,1895 年 Röntgen 发现了 X 射线,随后 Haschek 和 Lindenthal 向一只被截肢的人手血管中注射碳酸钙混合物,利用 X 线片看到了血管床。与此同时,哥伦比亚大学的 Frédérick Cournand 和 Dickinson Richards 在动物身上进行了第一次心导管术实验,他们测量心输出量的 Fick 法和压力测压法被后人所沿用,用以描述心脏的血流动力学,并发展了造影的关键技术和原理。1928 年,Forssmann 在自己身上进行了第一次人体心导管术,通过前臂的尺静脉将导管推进自己的右心房,并用 X 线片记录下来。1958 年,Mason Sones 首次尝试选择性冠状动脉造影,他通过肱动脉将导管插入右冠状动脉开口,获取了第一幅冠状动脉造影图像。在 1977 年之前,冠状动脉造影术仅是单纯的诊断技术,直到 1977 年 Gruentzig 进行了首次经皮腔内冠状动脉成形术(PTCA)。20 世纪 90 年代初,冠状动脉造影进入一个爆炸性增长时期。2019 年,我国 PCI 数量超过 1 000 000 人次,估计冠状动脉造影人次为 PCI 的 3~4 倍。

近年来,随着冠状动脉造影和冠状动脉内介入治疗新材料、新技术和创新思维的不断引入,心脏介入领域得到了迅速发展并日趋成熟。尽管无创性成像技术也能够实现冠状动脉解剖可视化,如 CTCA 和 MRCA,但鉴于选择性冠状动脉造影是唯一能同时提供血管功能和解剖信息的技术,目前仍然是诊断冠心病的"金标准"。虽然冠状动脉造影技术已经很成熟,但它仍然是一种侵入性手术,存在潜在并发症的可能性。因此,美国心脏协会和美国心脏病学会(AHA/ACC)的临床实践指南中明确规定了冠状动脉造影的指征。

一、适应证

冠状动脉造影术的主要作用是评价冠状动脉血管的走行、数量和畸形;评价冠状动脉有无病变、病变严重程度和病变范围;评价冠状动脉功能性的改变,包括判断冠状动脉的痉挛情况和有无侧支循环;同时可以兼顾左心功能评价。

在此基础上,可以根据冠状动脉病变程度和范围进行介入治疗,评价冠状动脉旁路移植术和介入治疗后的效果,并可以进行长期随访和预后评价。

1. 以诊断为主要目的

(1)不明原因的胸痛,无创性检查不能确诊,临床怀疑为冠心病。

(2)不明原因的心律失常,如顽固的室性心律失常或新发传导阻滞,需行冠状动脉造影除外冠心病。

(3)不明原因的左心功能不全,主要见于扩张型心肌病或缺血性心肌病,两者鉴别往往需要行冠状动脉造影。

(4)经皮冠状动脉介入治疗或冠状动脉旁路移植术后复发心绞痛。

(5)在先天性心脏病和瓣膜病需要行重大手术治疗前,患者年龄>50 岁,因其易合并冠状动脉畸形或动脉粥样硬化,故须在外科手术前明确冠状动脉情况。

(6)无症状但疑有冠心病,从事高危职业,如飞行员、汽车司机、警察、运动员及消防队员等,或医疗保险需要。

2. 以治疗为主要目的
临床冠心病诊断明确,行冠状动脉造影可进一步明确冠状动脉病变的范围、程度,以便选择治疗方案。

(1)稳定型心绞痛或陈旧性心肌梗死,内科治疗效果不佳,影响学习、工作及生活。

(2)不稳定型心绞痛,首先采取内科积极强化治疗,一旦病情稳定,积极行冠状动脉造影;内科药物治疗无效,一般需紧急造影。对于高危的不稳定型心绞痛患者,以自发性为主,伴有明显心电图的 ST 段改变及梗死后心绞痛,也可直接行冠状动脉造影。

(3)发作 12 小时以内的急性心肌梗死(acute myocardial infarction,AMI)或发病在 12 小时以上但仍有持续性胸痛,拟行急诊 PCI 者;AMI 静脉溶栓失败的患者,需行补救性 PCI 者。

对于 AMI 无并发症的患者,应考虑梗死后 1 周左右择期行冠状动脉造影。AMI 伴有心源性休克、室间隔穿孔等并发症者应尽早在辅助循环的帮助下行血管再灌注治疗。

对于高度怀疑 AMI 而不能确诊,特别是伴有左束支传导阻滞、肺栓塞、主动脉夹层、心包炎的患者,可直接行冠状动脉造影明确诊断。

(4)无症状性冠心病,其中对运动试验阳性、伴有明显危险因素的患者,应行冠状动脉造影。

(5)CTCA 等影像学检查发现或高度怀疑冠状动脉中度以上狭窄或存在不稳定斑块。

(6)原发性心脏骤停复苏成功、左主干病变或前降支近段病变可能性较大的均属高危人群,应早期进行血管病变干预治疗,需要评价冠状动脉。

(7)冠状动脉旁路移植术后或 PCI 术后,心绞痛复发,往往需要再行冠状动脉病变评价。

二、禁忌证

临床实践指南中没有列出冠状动脉造影的绝对禁忌证。但是,在权衡操作的风险和好处时,应考虑具体情况。根据患者的心血管风险和临床表现,决定是否避免或推迟手术,或采取预防性措施进行冠状动脉造影,以减少围手术期并发症的发生。应考虑的相对禁忌证包括:造影剂过敏反应、中重度肾功能损害、患者在手术过程中卧位失代偿性心力衰竭和肺水肿、不受控制的高血压、感染状态、凝血障碍。冠状动脉造影需要使用辐射来观察导线和导管穿过血管的情况,并获得冠状动脉的图像,因此,孕妇不应接受血管造影,除非有严格的必要性,应将母亲和胎儿的辐射暴露、药物和造影剂相关的风险向患者及家属进行详尽的解释。

三、并发症

冠状动脉造影期间的并发症很少见,发生率约为 2%。其中,严重并发症的发生率,如脑血管意外或心肌梗死在所有受检者中<1%,病死率<0.15%。冠状动脉造影过程中可能遇到的并发症见表 2-1。

最常见的并发症是血管并发症(如:动脉夹层、假性动脉瘤、动静脉瘘、破裂出血等)、心律失常、造影剂相关不良反应(如:造影剂过敏反应和肾功能恶化等)。高龄、糖尿病、急诊冠状动脉造影、既往脑卒中病史、肾衰竭和充血性心力衰竭患者并发症的发生率显著增高。一般来说,在诊断性血管造影的过程中,抗凝药物的使用应根据手术时间的长短、患者体重和是否存在肾功能损害等合并症而定,以避免出现在拔除鞘管时出血的风险。使用桡动脉入路替代股动脉入路可显著降低血管和出血并发症的发生率。

表 2-1 冠状动脉造影相关并发症

并发症	发生风险 /%
死亡	0.11
心肌梗死	0.05
脑血管意外	0.07
心律失常	0.38
血管并发症	0.43
造影剂相关不良反应	0.37
血流动力学反应	0.26
心脏穿孔	0.03
其他并发症	0.28
合计	1.98

（刘 宇 夏 昆 张建军）

参考文献

［1］ OUALI S, NEFFETI E, SENDID K, et al. Congenital anomalous aortic origins of the coronary arteries in adults: a Tunisian coronary arteriography study [J]. Arch Cardiovasc Dis, 2009, 102 (3): 201-208.

［2］ VILLA A D, SAMMUT E, NAIR A, et al. Coronary artery anomalies overview: The normal and the abnormal [J]. World J Radiol, 2016, 8 (6): 537-555.

［3］ YUAN S M. Anomalous origin of coronary artery: taxonomy and clinical implication [J]. Rev Bras Cir Cardiovasc, 2014, 29 (4): 622-629.

［4］ ALEXI-MESKISHVILI V, NASSERI B A, NORDMEYER S, et al. Repair of anomalous origin of the left coronary artery from the pulmonary artery in infants and children [J]. J Thorac Cardiovasc Surg, 2011, 142 (4): 868-874.

［5］ YURTDAS M, GULEN O. Anomalous origin of the right coronary artery from the left anterior descending artery: review of the literature [J]. Cardiol J, 2012, 19 (2): 122-129.

［6］ ATA Y, TURK T, BICER M, et al. Coronary arteriovenous fistulas in the adults: natural history and management strategies [J]. J Cardiothorac Surg, 2009, 4: 62.

［7］ SOHN J, SONG J M, JANG J Y, et al. Coronary artery fistula draining into the left ventricle [J]. J Cardiovasc Ultrasound, 2014, 22 (1): 28-31.

［8］ GEIRINGER E. The mural coronary artery [J]. Am Heart J, 1951 (41): 359-368.

［9］ISHIKAWA Y, AKASAKA Y, SUZUKI K, et al. Anatomic properties of myocardial bridge predisposing to myocardial infarction [J]. Circulation, 2009, 120 (5): 376-383.

［10］SCANLON P J, FAXON D P, AUDET A M, et al. ACC/AHA guidelines for coronary angiography. A report of the American College of Cardiology/American Heart Association Task Force on practice guidelines (Committee on Coronary Angiography). Developed in collaboration with the Society for Cardiac Angiography and Interventions [J]. J Am Coll Cardiol, 1999, 33 (6): 1756-1824.

第三章
冠状动脉多支血管病变血运重建策略选择（外科篇）

　　冠状动脉旁路移植术（CABG）是国际上公认的治疗冠心病多支血管病变最有效的方法之一。用于移植的血管即桥血管，包括大隐静脉桥（SVG）、乳内动脉（internal mammary artery，IMA）、桡动脉（radial artery，RA）、胃网膜右动脉（right gastroepiploic artery，RGEA）或其他肢体的动静脉，在升主动脉根部与靶血管以远建立一条血管旁路，使心脏搏出的血液通过血管桥，绕过冠状动脉病变部位，流向冠状动脉狭窄远端的缺血心肌，从而改善冠状动脉血氧灌注，缓解心绞痛，提高生活质量并降低冠心病死亡风险。

　　1960 年，Goetz 在美国采用 Rosenbach 环非吻合方式完成世界首例 IMA 到右冠状动脉的旁路移植术。1964 年，Garrett、Dennis 和 DeBakey 首次应用 SVG 完成升主动脉与左前降支（LAD）的吻合；Kolessov 在圣彼得堡成功将带血管蒂的 IMA 与钝缘支吻合。1967 年，Kolessov 在非体外循环下采用胸骨正中切口完成 SVG 到右冠状动脉的吻合。1995 年，Benetti 完成第一例微创 CABG，采用左前外侧胸骨切口，将 LIMA 与 LAD 进行吻合，治疗单支病变。1998 年，Stephenson 等首次应用达芬奇机器人在停跳心脏上将 LIMA 与 LAD 进行了吻合。1996 年，Angelini 首次提出复合冠状动脉血运重建术（HCR）的理念，开创性地分期联合外科微创冠状动脉旁路移植术（MIDCAB）与经皮腔内冠状动脉成形术（percutaneous transluminal coronary angioplasty，PTCA）治疗多支病变的冠心病患者。2000 年，Farhat 等开创全胸腔镜 CABG 术联合 PCI 开展"一站式"HCR 手术。

　　在我国，CABG 手术起步较晚，1974 年 10 月，郭家强教授在中国医学科学院阜外医院使用 SVG 成功完成我国第一例 CABG 手术。到 1992 年，全国 CABG 手术数量不到 500 例，直到 20 世纪末 CABG 才在国内得到快速普及，但 2019 年的手术例数仅有 4 万余例，不及美国的 1/5。

第一节 术前团队评估

《2016 ACCF/AHA 冠状动脉旁路移植术指南》《2018 ESC/EACTS 心肌血运重建指南》《中国动脉化冠状动脉旁路移植术专家共识 2019 版》提出"以患者为中心"的理念，要求心脏内、外科及介入影像科团队共同进行讨论：①回顾患者冠状动脉病变的解剖学特征（包括 SYNTAX 评分）及临床特征（EuroSCORE Ⅱ 评分等）；②回顾影响患者围手术期和远期生存的合并症；③给患者提供一整套二级预防的建议；④评估患者的优先需求，如长期生存、避免心肌梗死或再次血运重建、心绞痛症状缓解等；⑤平衡患者的需求与治疗手段的侵入性创伤代价，包括术后康复的时间；⑥考量卫生经济学。无论选择 CABG 或 PCI 哪种血运重建方式，必须以患者安全利益为核心，告知患者早期和晚期预后并尊重患者的偏好。若两种方法近期、远期疗效均确切安全，则参考患者经济状况和意愿；若两种方法近期、远期疗效均不满意或风险高，则两种方法都不做，接受优化药物治疗。

第二节 术前靶血管预评估

一、冠状动脉造影

冠状动脉造影（CAG）是评价冠状动脉狭窄的"金标准"。CAG 证实左主干（LM）狭窄 ≥50% 和/或三支血管狭窄 ≥70%，伴有严重广泛的心肌缺血是 CABG 的重要指征，同时也是心外科医师选择血运重建靶血管的主要依据。CAG 靶血管的供血范围越广、远端血流越好，动脉桥通畅率越高。LAD 系统（包括对角支、穿隔支等）供血流量丰富、支配范围广泛，这也是 LAD 的静脉桥较其他靶血管的静脉桥通畅更持久的原因。另外，由于靶血管太细小、血流阻力大、桥血流不通畅、血流量小，也会影响桥血管的远期效果，因此术前应该依据 CAG 或多普勒超声来初步判断靶血管管径，靶血管管径 ≥1.5mm 是心外科医师的普遍共识。

随着对 CABG 桥血管远期通畅率、血流动力学及病理生理学研究的不断深入，发现 CAG 在评价狭窄病变解剖特征和生理功能方面也存在不足，因此还需要心脏内、外科专家团队结合患者缺血症状及其他指标综合评价。

二、竞争血流

竞争血流（competitive flow，CF）是影响桥血管通畅率的重要不利因素。CF 是靶血管本身存在的血流,是 CABG 中决定选择应用静脉桥还是动脉桥,尤其是 RA 桥的重要参考依据。过强的 CF 可导致桥血管内血流量减少,并使桥血管的血流模式发生改变,引起动脉桥血管痉挛,造成桥血管内皮细胞损伤、动脉粥样硬化、内膜增生速度加快,最后发生狭窄或闭塞。诸多研究证实,CF 与靶血管狭窄程度高度相关。CF 对动脉、静脉桥均存在影响,对动脉桥的影响大于静脉桥,对 RA 桥的影响比 IMA 桥明显。因此,为了降低术后动脉桥的闭塞发生率,靶血管狭窄程度越重越好。目前公认左冠状动脉系统靶血管狭窄程度>75% 是使 CF 影响最小化的最低标准,而右冠状动脉主干直径更粗,在血运重建吻合于右冠状动脉主干时,其狭窄程度应 ≥90% 或近闭塞。

三、心肌血流储备分数

1993 年,Nico Pijls 等第一次提出了通过压力测定推算冠状动脉血流的新指标——血流储备分数(fractional flow reserve,FFR)。经过长期的基础与临床研究,FFR 已经成为冠状动脉狭窄功能性评价的公认指标。FFR 指导 PCI 在欧洲心脏病学会和《中国经皮冠状动脉介入治疗指南(2016)》中已成为最高等级的推荐(Ⅰ类),ACC/ACCF 指南推荐等级为Ⅱa 类推荐,证据级别 A 级。对 CAG 显示的临界病变(即狭窄程度为 30%~70% 的病变),CAG 不能为患者胸痛症状是否是由于狭窄本身所致提供客观依据,但 FFR 能非常有特异性地反映狭窄本身的血流动力学意义,通过测量 FFR,可更准确地了解冠状动脉狭窄对心肌血流量的影响程度,对判断临界病变是否需要干预提供可靠的依据。ESC 及《ACCF/AHA 冠状动脉旁路移植术指南》指出,CAG 证实为临界狭窄病变,若 FFR<0.8,证明狭窄有血流动力学意义,应行 CABG 手术;反之,FFR ≥ 0.8 则不具备 CABG 手术指征。

四、瞬时无波形比率

瞬时无波形比率(instantaneous wave-free ratio,iFR)联合 FFR 的检测避免了腺苷的应用、静脉或冠状动脉内给药,操作更为便捷,节省操作时间,减少患者不适。与 FFR 组相比,iFR 组操作相关症状和体征更少,检查时间缩短。iFR 在 2013 年就已被美国食品药品监督管理局(Food and Drug Administration,FDA)批准。在 ACC 2017 年年会上公布了两项研究数据,其中 DEFINE-FLAIR 是一项国际多中心、前瞻性随机盲法试验,研究发现,在患者的生活质量和主要不良心血管事件(MACE)发生情况不劣于 FFR 的情况下,iFR 指导的血运重建可带来更好的卫生经济学效应,每位患者平均减少医疗费用近 900 美元。IFR-Swedeheart 是一项多中心、前瞻性、基于瑞典注册数据的随机对照临床试验。结论认为,在稳定型心绞痛或急性冠脉综合征的患者中,iFR 指导的血运重建的 1 年主要不良心血管事件发生率不劣于 FFR 指导的血运重建。两项研究数据显示,与接受 FFR 指导的冠状动脉血运重建相比,接受 iFR 指导的血运重建患者的 1 年主要不良心血管发生率无显著差异。综上,iFR 可能成为中等程度冠状动脉狭窄病变患者评估的新标准,ACC 等学术组织最新联合发布的稳定型缺血性心脏病血运重建适宜性标准中也将其列为Ⅰ类推荐。

第三节 合适的桥血管材料选择及获取

一、大隐静脉

1967 年,Favaloro 在美国克利夫兰首次使用自体大隐静脉桥(SVG)。由于 SVG 具有取材方便、不受长度限制等优点,短期内通畅率较高,很快成为 CABG 标准的桥血管材料。但随着时间的延长,其缺点也逐渐为人们所认识。随访结果表明,自体 SVG 近期(术后第 1 年内)桥血管闭塞率达到 10%~15%;中期,静脉中层增厚和内膜增生,第 1~6 年 SVG 闭塞率每年递增 1%~2%;远期,桥血管粥样硬化,第 6~10 年每年递增 4%,10 年闭塞率达到 50%~60%,10%~15% 的患者需要再次血运重建。

对于 SVG 的获取技术,主要包括传统的切开骨骼化获取技术、通过内镜下获取技术(endoscopic vein harvest,EVH)和无接触获取技术(no-touch technique)。

1994 年,Lumsden 和 Eaves 成功完成世界首例 EVH,此后 EVH 技术逐渐在国外广泛开展并引入中国,近 10 年来,我国很多大的医学中心已成功甚至成熟开展此项技术,并发表了大量单中心研究报告。近年来,国内外均有通过显微镜技术、组织工程学技术及临床随访的方式,对比研究不同获取方式静脉桥的质量和通畅率,得出的结论一致认为 EVH 获取 SVG 不会增加内皮损伤,并不影响静脉桥的远期通畅率。指南推荐 EVH 应由经验丰富的外科医师或医师助理进行,并提供规范及适当数量的培训。

1996 年,Souza 首次报道无接触静脉获取技术,保留静脉桥血管外膜及血管周围组织,同时避免高压扩张 SVG。研究结果显示,无接触技术与常规 SVG 获取技术相比,术后近期、远期通畅率均明显提高,1.5 年通畅率为 95.4%,8.5 年通畅率为 90.0%,16 年通畅率为 83.0%,高于传统方法的 88.9%、76.0% 和 83.0%,且接近 IMA 的通畅率。

二、乳内动脉

乳内动脉(IMA)是最早采用的桥血管材料,其解剖结构相对单一,远端侧支循环丰富,具有良好的生物特性,且内径与冠状动脉相近,直径为 1.6~2.7mm,长度为 19~22cm。在组织学方面,IMA 的内、中、外膜三层结构均与冠状动脉主干的组织结构具有一定的类似性。其内膜由内皮、内皮下层组成,内弹性膜明显,致密中膜主要由平滑肌组成,流速快、涡流少,长期通畅率高。原位左乳内动脉(LIMA)的 10 年通畅率高达 95%,吻合至 LAD 的通畅率为 95%,吻合至回旋系统的通畅率为 91%,吻合至右冠状动脉的通畅率为 84%,普遍认同 LIMA 是 LAD 搭桥的"金标准"。自 20 世纪 80 年代开始,有双侧乳内动脉(bilateral internal mammary artery,BIMA)的临床应用报道,右乳内动脉(RIMA)大多吻合至左冠状动脉系统,原位通过横窦至中间支、高位钝缘支或 LAD,也可作为游离桥血管与 LIMA 做 T 形或 Y 形桥至回旋系统,较少情况下,原位 IMA 移植至右冠状动脉中远段,或与 RA 组成复合桥至后降支。RIMA10 年通畅率高达 84%~90%。美国克利夫兰医学中心等中心报道 BIMA 较单侧 IMA 显著改善远期生存率,患者 5 年、10 年和 15 年生存率分别为 94%、84% 和 67%,并同时显著降低再次手术率。2014 年,欧洲心脏病协会和欧洲胸心外科学会推荐对于 70 岁以下患者应用 BIMA;2015 年,美国胸外科医师协会对于非胸骨并发症高危患者应用 BIMA 的推荐等级为 Ⅱ 类;2019 年,《中国动脉化冠状动脉旁路移植术专家共识 2019 版》对于 BIMA 的推荐等级为 Ⅱ A 类。

IMA 骨骼化获取技术:触摸探查 IMA 搏动,从第 3、4 肋间开始,使用超声刀或低功率 (10J) 电刀切开 IMA 血管表面组织,显露 IMA,沿胸内筋膜和壁胸膜之间游离,仔细分离伴行静脉、筋膜、淋巴管和脂肪组织。游离 IMA 分支,分别在靠近动脉侧和胸壁侧用钛夹夹住后再用超锋利剪刀剪断,向上必须切断最上的胸壁穿支,游离至锁骨下动脉,向下必须到第 6 肋间分出腹壁上动脉处。勿直接钳夹动脉外膜,以免引起动脉壁血肿、夹层或痉挛。一旦怀疑 IMA 痉挛,可以采用血管外膜浸润罂粟碱溶液,或腔内注射硝酸甘油,温纱布包裹静置 15~20 分钟的方法,常可解除痉挛。指南推荐,当 LAD 需血运重建时,应当使用 IMA 移植血管,除非存在禁忌证(Ⅰ B 类推荐);对于合适的患者(非胸骨并发症高危),应考虑使用 BIMA 移植血管 (Ⅱ B 类推荐)。为了降低使用 IMA(尤其 BIMA)桥血管的胸骨并发症风险:①应当骨骼化获取,尤其对于胸骨并发症高风险患者(Ⅰ B 类推荐);②患者应当戒烟(Ⅰ B 类推荐);③应当围手术期监测并控制血糖(Ⅰ B 类推荐);④可考虑使用增强胸骨稳定性的技术和措施(Ⅱ C 类推荐)。

三、桡动脉

1973 年,Carpentier 首次在 CABG 手术中使用桡动脉(RA)。RA 取材相对容易,全程分支少,长度适中(15~20cm)、口径(约 2.5mm)与管壁厚度适中,与冠状动脉匹配,作为动脉移植材料能够承受高压、富氧血流,术后增生较少。但是,RA 与 IMA 相比内膜较厚,内膜内皮细胞、平滑肌细胞增殖,血管重塑,导致其远期通畅率较低。且 RA 容易痉挛,早期桥血管闭塞率高,曾一度被弃用,直至 1992 年,Acar 等采用无接触取材技术和术中、术后应用钙通道阻滞剂后使应用 RA 的 1 年通畅率达到 92%,5 年通畅率达到 85%,RA 作为动脉移植材料再次得到广泛应用。2011 年,CABG 指南中建议将 RA 移植到狭窄程度 >70% 的左冠状动脉靶血管,或者狭窄程度 ≥90% 的右冠状动脉靶血管。《2018 ESC/EACTS 心肌血运重建指南》对于重度狭窄(>90%)的患者,推荐 RA 而非 SVG 作为旁路移植血管(Ⅰ A 类推荐)。近年来的多项临床研究显示,与 RIMA 相比,RA 桥的远期生存率、主要不良心血管事件的发生率、远期造影通畅率等无明显差异,如果有糖尿病、肥胖、慢性阻塞性肺疾病等胸骨切口感染高风险因素,RA 应该被认为是仅次于 LIMA 的第二血管桥。

对于 RA 的取材,术前常规行 Allen 试验、动态多普勒超声、动态血压或指脉氧饱和度监测法评估手的掌弓循环。由于潜在的内皮损伤,CAG 术后 3 个月内应尽量不取材穿刺受损侧 RA。指南推荐常规采用无接触技术、低功率电刀带蒂取材 RA(Ⅰ C 类推荐),腔内注射和外膜浸润血管扩张药[包括罂粟碱加肝素化血液,或钙通道阻滞剂(如维拉帕米或尼卡地平加硝酸甘油)],术后口服钙通道阻滞剂 3~6 个月等都是预防 RA 痉挛的有效措施。

四、胃网膜右动脉

1974 年,Edwards 首次于 CABG 中应用胃网膜右动脉(RGEA)。RGEA 全长(21 ± 5)cm、直径(2.2 ± 0.8)mm,三层管壁结构厚度适中,直径与冠状动脉匹配。在组织学上 RGEA 和 IMA 有所区别,通过弹力纤维染色,在 IMA 血管壁的中层可以发现较多的弹力纤维,而在 RGEA 血管壁中层弹力纤维则罕见,代之以较多的平滑肌,RGEA 属内脏肌性小动脉,易发生痉挛。1993 年,Suma 总结了 5 年间 200 例 RGEA 应用的经验,其中 182 例使用带蒂 RGEA,18 例使用游离 RGEA。术后数月,152 例接受 CAG 检查,桥血管通畅率为 95%;术后 2 年 40 例的 CAG 随诊显示,RGEA 通畅率仍为 95%,同时患者的临床症状和放射性核素心肌灌注扫描较术前都有明显改善。

RGEA 取材:胸部正中切口向腹白线延长 5~6cm,显露胃大弯,在胃大弯中部找出 RGEA,贴近胃壁逐一分离结扎至胃的分支,用电刀分离网膜缘,结扎所有出血点。血管蒂应游离至足够长度,并待全身肝素化后再切断远端。近端至少应游离至胃十二指肠起始部,应注意保存胰十二指肠上动脉。血管蒂可从十二指肠前方,但更多的是经胃后方从小网膜囊少血管区切口,于肝左叶前方通过,邻近右房室沟切开膈肌顶约 2cm,由此进入心包腔,保持与右房室沟方向平行,与心脏膈面后降支或回旋支吻合。RGEA 取材需要打开腹腔,增加腹腔出血风险,术前必须放置胃管以防因胃肠胀气而增加血管桥张力,由于术后需短期禁食会延长恢复时间,因此应用受限。

五、全动脉化冠状动脉旁路移植

除了常规应用 IMA、RA、RGEA 移植血管材料,对其他动脉移植材料的研究也在进行,如脾动脉(Mueller,1973 年)、肋间动脉(Hartman,1990 年)、腹壁下动脉(Mills,1991 年)等,21 世纪初提出了全动脉化冠状动脉旁路移植的概念。

全动脉化冠状动脉旁路移植技术采用双侧乳内动脉(BIMA)、LIMA+RA、LIMA+RGEA 为移植血管,不增加手术病死率和并发症发生率,极大地提高了桥血管远期通畅率,降低了围手术期心肌梗死的发生率,因此总的手术风险更低,尤其适于年轻的冠心病患者。但是动脉桥平滑肌较厚,容易受靶血管竞争血流、血管阻力等影响而发生自身调节(收缩与舒张)。因此,在运用动脉桥尤其是 RA 桥,选择靶血管时,优先选择狭窄程度高、管径粗、供血范围广的靶血管。越来越多的大样本研究表明,与传统的 IMA+SVG 相比,三支动脉桥既不增加围手术期风险,又可以明显改善患者的远期生存质量。选择 RIMA 和 RA 到非 LAD 左冠状动脉系统搭桥比 SVG 的远期通畅率更高。目前,欧美指南均推荐在适当的患者中应考虑额外的动脉桥(ⅡA 类推荐)。《中国动脉化冠状动脉旁路移植术专家共识 2019 版》指出,年龄 ≤ 65 岁、心功能良好、靶血管近端狭窄严重,远端条件良好的 LM 和 / 或多支冠状动脉病变患者,应考虑使用多支动脉,甚至全动脉旁路血管(ⅡC 类推荐)。

第四节　冠状动脉旁路移植术式选择

对于冠状动脉多支血管病变应该采用何种血运重建方式也是多年来争论的焦点之一,应用 SYNTAX 评分或以 SYNTAX 评分结合临床评分是决定采用外科手术还是介入治疗的重要手段之一。ACC 2018 年年会上关于冠状动脉多支血管病变血运重建策略的研究进展指出,冠状动脉多支血管病变血运重建策略的选择原则如下:①双支病变合并 LAD 近段狭窄,CABG 和 PCI 均可,优先推荐 CABG;② LM 和 / 或三支血管病变 SYNTAX 评分 23~32 分,CABG 和 PCI 均可,优先推荐 CABG;③ LM 病变 SYNTAX 评分>33 分,推荐 CABG;④合并糖尿病的多支血管病变,CABG 更能使患者获益;⑤中度或重度慢性肾病多支血管病变及有症状和 / 或缺血,外科手术风险可接受且预期寿命>1 年者,推荐非体外循环冠状动脉旁路移植术(off-pump coronary artery bypass,OPCAB);⑥合并慢性心力衰竭的 LM、类 LM 或累及 LAD 近端的 3 支病变,远端靶血管条件尚可,有存活心肌,推荐 CABG。

无论选择何种方式进行血运重建,其目标都是实现完全血运重建。完全血运重建的概念由 Johnson 于 20 世纪 70 年代提出,即所有的冠状动脉狭窄远端都应该尽可能地给予再血管化。理论上,所有心脏表面靶血管直径 ≥ 1.5mm,管径狭窄>50%,均需要进行血运重建。《2018 ESC/EACTS 心肌血运重建指南》推荐进行完全血运重建(ⅠB 类推荐)。如果综合判断患者接受完全血运重建的术后效果与不完全血运重建相似或劣于后者,尤其是一些狭窄血管较小、心肌缺血风险较低的患者,不完全血管重建策略亦可接受。

同时,CABG 技术经过几十年的发展,已经包括体外循环下冠状动脉旁路移植术(on-pump CABG)、体外循环下不停跳冠状动脉旁路移植术(on-pump beating heart CABG)、非体外循环冠状动脉旁路移植术(OPCAB)、微创冠状动脉旁路移植术(MIDCAB)、胸骨下段小切口冠状动脉旁路移植术、微创多支血管冠状动脉旁路移植术(minimally invasive coronary artery bypass grafting,MICS CABG)、复合冠状动脉血运重建术(HCR)、机器人辅助下 / 全机器人冠状动脉旁路移植术(robot-assisted coronary artery bypass,RACAB/totally endoscopic coronary artery bypass,TECAB)等。具体手术方式及策略选择详见第五章。以上几种手术方式各有优点和不足,选择何种手术方式,需要根据医师团队的技术水平和患者病情的具体状况综合考虑。手术目的在于恢复心肌的有效供血,防止心血管事件的发生,缓解症状,改善生活质量及延长生命。

总之,随着技术的进步和手术医师经验的积累,CABG 手术方式仍在持续发展,尤其是微创技术不断推陈出新,但其目的均为减少手术不良反应、减少术后创伤、缩短住院时间、降低费用,最终提高患者的生活质量。临床医师要针对具体情况合理选择手术方式,并及时做出评估,为适合的冠心病患者提供最佳的个体化治疗措施。

第五节　冠状动脉旁路移植术质量控制

一、术中精细操作确保吻合质量

术野显露是外科手术的根本。体外循环下冠状动脉旁路移植术在停跳的无血心脏上操作,能更好地显露各部位的冠状动脉,吻合口质量更能得到保障。通常在主动脉侧壁钳下完成近端吻合,如果升主动脉有明显钙化及严重管壁增厚,可以考虑用近端吻合装置(Heart String)或易扣(Enclose)进行近端吻合。如果选择 OPCAB,因为是在正常跳动的心脏上进行吻合,在尽量维持血流动力学平稳的前提下调整心脏位置,采用悬吊或心尖吸引等方式显露冠状动脉,尤其需要麻醉医师的良好配合,为术者精细操作创造条件。

吻合技术是桥血管通畅的保障。由于专科培训体系不同,每位外科医师的具体操作亦不尽相同,如桥血管与冠状动脉可以采用端侧吻合,也可以行序贯桥(侧侧吻合)技术;吻合过程中可以应用分流栓保证持续冠状动脉血流灌注,也可以暂时阻断靶血管近段使吻合口保持无血视野;可以顺时针吻合,也可以逆时针吻合。但是无论采用何种吻合技术均需要保证吻合口质量。行远端吻合前,根据病变情况确定最佳搭桥部位;解剖靶血管时,在足跟处将相应组织分离干净,否则易影响桥血管血流;吻合时尽量采用内膜外翻技术,争取内膜光滑对合;远端吻合完成后,需在自然状态下固定,切勿扭转、牵拉血管桥;去除悬吊装置后再次检查桥血管长度、方向,及时发现桥血管长轴旋转、扭曲、打折、过长或过短等情况。

二、术中桥血管质量判定

1. **术中瞬时血流测定(transit time flow measurement,TTFM)**　多普勒瞬时血流测定流量计在 1926 年首先被报道,在 1938 年被用于临床,其精确性在体外实验和临床研究中均已得到证实,而且测定时不要求探头与血管直接接触,不受心率和血管壁厚度的影响,不需标化,操作简便,结果稳定,重复性好,与血管桥内外径、形状和多普勒角度无关,可直接测得容积流量。新一代 TTFM 可以从功能上判定移植血管及吻合口是否通畅,是目前桥血管流量测定的"金标准"。TTFM 的主要技术参数:平均流量(mean graft flow,MGF),搏动指数(pulsatility index,PI),舒张期血流比(diastolic flow,DF),血流波形图等。术中 TTFM 有助于决定是否对可疑桥血管进行重新吻合,并有助于预测长期通畅率。

在临床实践中,TTFM 的技术参数还需要手术医师结合临床综合判断。目前的指南对于 MGF 的推荐截断值为:LIMA>20ml/min,SVG 30~40ml/min,PI 的建议截断值<5.0。PI 的增加和收缩期反向血流的增加可能预示更糟的结果,并有助于识别竞争血流。DF% 右冠状动脉系统 ≥50%,左冠状动脉系统>60%~70%,较低的 DF% 值表示心肌正常灌注时的血流阻力增加,DF% 在低流量情况下尤其重要(Q<10ml/min)。《2010 年 ESC/EACTS 指南》

将术中桥血管评估为Ⅰ类推荐,证据级别C级;《2014年ESC/EACTS指南》对TTFM的推荐降为Ⅱa类,证据级别为C;而《2018年ESC/EACTS心肌血运重建指南》推荐应常规应用术中血流量测定技术,TTFM的推荐等级仍为Ⅱa类,但证据级别提高到B级。

2. **TTFM联合高分辨率心外膜超声(epicardial ultrasound,ECUS)**　不仅能够通过图像评价远、近端吻合口的形态、血流,还能帮助选择确定最佳的吻合位置及评估术中难以触及的升主动脉钙化。CABG术中联合应用TTFM与ECUS从功能上测量桥血流频谱及相关参数,从解剖上评价吻合口形态及靶血管腔内结构,可以全面评估血管桥的质量,发现血流量降低的确切原因,使外科医师有可能改善桥血管质量,并降低远期再血管化的比例。REQUEST研究表明,TTFM和ECUS可提高CABG手术质量,提高其安全性和有效性,应作为CABG术中常规评价的指标。

3. **术中即刻造影**　可以准确判定桥血管及吻合口质量。由于大多数CABG手术在常规心脏外科手术室完成,不具备同期CAG的条件,只有HCR在复合手术室完成,可以同期行CAG检查。HCR术中选择性CAG是检验桥血管及吻合口质量的“金标准”。造影可从功能、解剖及形态上全面判断,如可以对前向血流情况、血管桥走行和吻合口形态进行多角度观察,还可以通过导管给药排除痉挛等因素的影响。另外,“一站式”HCR术中先完成LIMA-LAD吻合,使用TTFM初步评估桥血管及吻合口质量,再结合术中即刻CAG能够确保桥血管及吻合口质量。

搭桥完成后,需要检查桥血管的长短和走行,检查其是否有成角、扭曲、旋转、血肿、夹层,检查吻合口的形状(钻石型)、角度、有无渗血,检查序贯桥的长度、松紧,检查心脏的状态、心电图的变化和血流动力学指标。搭桥完成及鱼精蛋白中和肝素后TTFM测定MGF、PI和波形图形态,如果血流频谱及相关参数不满意,需要结合ECUS检测。一旦发现吻合口及靶血管腔内结构不良需要立即调整或重新修复。

CABG手术质量控制需要心脏外科医师对解剖特点、临床因素、合并症、预期寿命、相关风险综合分析,针对病例特点采取个体化措施,只有这样才能尽可能减少CABG患者近、中期桥血管衰败,降低因外科技术原因引起的围手术期心肌梗死率及病死率,保障患者围手术期安全及远期效果。

(顾　松　陈牧雷)

参考文献

［1］ALDEA G S, BAKAEEN F G, PAL J, et al. The Society of Thoracic Surgeons Clinical Practice Guidelines on Arterial Conduits for Coronary Artery Bypass Grafting [J]. Ann Thorac Surg, 2016, 101 (2): 801-809.

［2］NEUMANN F J, SOUSA-UVA M, AHLSSON A, et al. 2018 ESC/EACTS Guidelines on myocardial revascularization [J]. Eur Heart J, 2019, 40 (2): 87-165.

［3］赵强, 郑哲, 何伟国. 2019 年中国动脉化冠状动脉旁路移植术专家共识 [J]. 中华胸心血管外科杂志,

2019, 35 (4): 193-200.

［4］中华医学会心血管病学分会介入心脏病学组. 中国经皮冠状动脉介入治疗指南 (2016)[J]. 中华心血管病杂志, 2016, 44 (5): 382-400.

［5］KOLH P, WINDECKER S, ALFONSO F, et al. 2014 ESC/EACTS Guidelines on myocardial revascularization: the Task Force on Myocardial Revascularization of the European Society of Cardiology (ESC) and the European Association for Cardio-Thoracic Surgery (EACTS). Developed with the special contribution of the European Association of Percutaneous Cardiovascular Interventions (EAPCI)[J]. Eur J Cardiothorac Surg, 2014, 46 (4): 517-592.

［6］BECH G J, DE BRUYNE B, PIJLS N H, et al. Fractional flow reserve to determine the appropriateness of angioplasty in moderate coronary stenosis: a randomized trial [J]. Circulation, 2001, 103 (24): 2928-2934.

［7］DAVIES J E, SEN S, DEHBI H M, et al. Use of the Instantaneous Wave-free Ratio or Fractional Flow Reserve in PCI [J]. N Engl J Med, 2017, 376 (19): 1824-1834.

［8］TAGGART D P, D'AMICO R, ALTMAN D G. Effect of arterial revascularization on survival: a systematic review of studies comparing bilateral and single internal mammary arteries [J]. Lancet, 2001, 358 (9285): 870-875.

［9］TAGGART D P, ALTMAN D G, GRAY A M, et al. ART Investigators. Randomized Trial of Bilateral versus Single Internal Thoracic Artery Grafts [J]. N Engl J Med, 2016, 375 (26): 2540-2549.

［10］GAUDINO M, BENEDETTO U, FREMES S, et al. RADIAL Investigators. Radial-Artery or Saphenous-Vein Grafts in Coronary-Artery Bypass Surgery [J]. N Engl J Med, 2018, 378 (22): 2069-2077.

［11］RUTTMANN E, FISCHLER N, SAKIC A, et al. Second internal thoracic artery versus radial artery in coronary artery bypass grafting: a long-term, propensity score-matched follow-up study [J]. Circulation, 2011, 124 (12): 1321-1329.

［12］BENEDETTO U, CAPUTO M, GAUDINO M, et al. Right internal thoracic artery or radial artery？A propensity-matched comparison on the second-best arterial conduit [J]. J Thorac Cardiovasc Surg, 2017, 153 (1): 79-88.

［13］SHAPIRA O M. Radial Artery as the Preferred Second Conduit for Coronary Bypass [J]. N Engl J Med, 2018, 378 (22): 2134-2135.

［14］SUMA H, TANABE H, TAKAHASHI A, et al. Twenty Years Experience with the Gastroepiploic Artery Graft for CABG [J]. Circulation, 2007, 116 (11 Suppl): I188-I191.

［15］GOLDSTONE A B, CHIU P, BAIOCCHI M, et al. Second Arterial Versus Venous Conduits for Multivessel Coronary Artery Bypass Surgery in California [J]. Circulation, 2018, 137 (16): 1698-1707.

［16］SCHWANN T A, HABIB R H, WALLACE A, et al. Operative Outcomes of Multiple-Arterial Versus Single-Arterial Coronary Bypass Grafting [J]. Ann Thorac Surg, 2018, 105 (4): 1109-1119.

［17］SCHWANN T A, E L HAGE SLEIMAN A K M, AMMINE M B, et al. The Incremental Value of Three or More Arterial Grafts in CABG: The Effect of Native Vessel Disease [J]. Ann Thorac Surg, 2018, 106 (4): 1071-1078.

［18］FARKOUH M E, DOMANSKI M, DANGAS G D, et al. Long-term Survival following Multivessel Revascularization in Patients with Diabetes (FREEDOM Follow-On Study)[J]. JACC, 2019, 73 (6): 629-638.

［19］苏丕雄. 非体外循环冠状动脉旁路移植术 [M]. 北京: 人民卫生出版社, 2017.

［20］TAGGART D P, THUIJS D J F M, DI GIAMMARCO G, et al. Intraoperative transit-time flow measurement and high-frequency ultrasound assessment in coronary artery bypass grafting [J]. J Thorac Cardiovasc Surg, 2020, 159 (4): 1283-1292.

第四章
冠状动脉多支血管病变血运重建策略选择（内科篇）

冠心病多支血管病变被定义为至少两支主要心外膜冠状动脉或其主要分支直径狭窄超过 50% 和 / 或左主干病变，多为冠状动脉的慢性完全闭塞或弥漫性严重狭窄，是心脏介入科医师在临床工作中最常见的情况，占全部接受冠状动脉造影患者的 40%~60%。50%~60% 的血运重建患者为冠状动脉多支血管病变患者，多支血管病变的血运重建治疗一直是冠心病治疗的一个复杂而重要的领域。多支血管病变较单支血管病变预后差，病死率高。随着 PCI 技术、器材及策略的日益进展，介入治疗的适应证及范围也不断得以拓宽，多支血管病变 PCI 显示出很高的成功率、较低的并发症发生率，以及良好的远期效果。即便如此，多支血管病变 PCI 的复杂程度和手术风险明显高于单支血管病变，而且其手术时间长，急性并发症发生率高，再狭窄率高。因此，选择正确的治疗策略是冠状动脉多支血管病变处理成功的关键，应该采用何种血运重建方式也是多年来备受争论的热点之一。

第一节　冠状动脉多支血管病变的处理原则

不管是行 PCI 还是外科 CABG，多支血管病变的处理有完全血运重建和不完全血运重建两种策略。

一、完全血运重建

完全血运重建（complete revascularization，CR）的概念最早来源于心脏外科的 CABG，同样也适用于 PCI 治疗，通常是指基于冠状动脉造影结果的解剖学上的 CR，即对所有参考直径 ≥1.5mm、狭窄 ≥50% 的病变血管成功进行 CABG 或 PCI。某些临床研究的定义更为严格，要求血管狭窄的程度 ≥70%，而有些研究则将病变血管直径放宽至 ≥2.5mm。

二、不完全血运重建

不完全血运重建(incomplete revascularization,IR)又称为部分血运重建,是相对于完全血运重建而言的,即不符合上述完全血运重建条件,存在至少 1 条直径 ≥1.5mm、狭窄 ≥50% 的病变血管,仅对引起临床缺血性胸痛症状发作的主要"罪犯"病变或供血范围大、血管病变严重的冠状动脉进行血运重建手术,达到缓解心绞痛症状、提高生活质量的目的,但手术的前提是必须找准"罪犯"病变并确保手术成功。

在当前的临床实践中,约 1/3 的 CABG 患者达不到完全血运重建,PCI 的不完全血运重建则更为普遍,在多支血管病变中高达 41%~67%。2009 年,Rastan 等对 8 806 例多支血管病变累及 LAD 近段和 LM 的 CABG 患者进行了 7 年的随访总结分析,其中有 10.6% 的患者进行了不完全血运重建治疗,结果发现,不完全血运重建和完全血运重建的院内、1 年和 5 年存活率之间差异无统计学意义,率先提出了"合理的不完全血运重建"理念,并重新审视了不完全血运重建治疗的价值。

需要注意的是,以上类似研究中,往往存在诸多问题,例如,不完全血运重建的定义、评估标准、设定的不同的点事件、质量控制等方面均存在较大差别,还有选择性偏倚,如病变重度钙化、迂曲、合并慢性完全性闭塞病变(chronic total occlusion,CTO)和二尖瓣反流等在不完全血运重建治疗的患者中更为常见,这些都是可以影响预后的因素。

不完全血运重建的适应证有以下几个方面。

1. 某些病变可不必血运重建治疗 临界病变且临床无相关区域心肌缺血指征(即运动试验阴性,或者 FFR>0.8);非优势型右冠状动脉病变;较小分支或远端的分支或节段的病变;只供血极少量存活心肌或无存活心肌的 CTO 病变;这些病变都可以采用药物治疗或进行二级预防。

2. 某些病变难以进行血运重建治疗 如部分 CTO 病变,重度钙化伴极度成角病变,因介入器材或导丝无法通过而失败;弥漫病变,难以处理全部病变或费用过高;病变邻近处血管瘤样扩张;桥血管闭塞后反复支架内再狭窄病例等。

3. 急诊 PCI 急性心肌梗死时急诊 PCI 只开通梗死相关血管而达到部分血运重建以挽救濒死心肌,其他冠状动脉病变进行择期介入治疗或择期 CABG。

4. 姑息性介入治疗 对高龄、低体重、高出血倾向,合并肿瘤,严重肺功能、肾功能不全,无法耐受长期抗血小板药物治疗的患者,可仅对"罪犯"病变进行球囊扩张(可考虑药物涂层球囊),达到减轻症状、改善生活质量的目的而不必完全血运重建。

5. 其他 现实的临床实践中,有许多患者由于各种原因(个人的意愿、费用问题等)而不进行完全血运重建。

三、从完全血运重建到功能性血运重建

不完全血运重建并不代表是劣于完全血运重建的一种治疗办法。以往研究认为,多支血管病变的治疗目标是实现解剖性完全血运重建,能显著改善患者的临床预后。但新近研

究显示，实现解剖性完全血运重建（PCI 或 CABG）术后不能改善患者预后。在 PCI 术式的研究领域中，NORDIC 1 和 BBCONE 的研究显示，单纯的 T 支架术式（不完全血运重建）在疗效和安全性方面明显优于双支架术式（完全血运重建）。随着新器械和新型药物的问世，在新型药物洗脱支架时代，多支血管病变解剖学上的完全血运重建对预后的益处逐渐在弱化，血运重建的模式趋向于干预功能上有意义的缺血相关血管，并有一系列临床研究证据的支持。如 COURAGE 研究表明，PCI 与最佳药物治疗之间的终点事件无差别，而在显著缺血患者中 PCI 则获益明显。即便是在 SYNTAX 研究中，PCI 组完全血运重建治疗的比例明显低于 CABG 组（56.7% *vs.* 63.2%），但两组间 3 年的总体死亡率相似。FAME 研究表明，接近 1/3 的经验性造影判断的冠状动脉狭窄病变实际上并无血流动力学意义，无须介入干预，并引入了"功能性完全血运重建"的概念。事实上，决定多支血管病变临床预后最为关键的因素是心肌缺血的有无及其严重程度，干预功能上有意义的导致心肌缺血的冠状动脉狭窄病变才是更为合理的心脏介入治疗策略。

第二节　冠状动脉多支血管病变血运重建的功能性评价

血运重建的生存获益与生活质量的改善均与心肌缺血风险相关，提示应重视缺血相关的血运重建治疗。通过功能学评价，不仅可以提供心肌缺血的证据，也有助于靶血管与靶病变的识别，促使多支血管治疗策略从解剖性血运重建向功能性血运重建转移的观念转变，即从解剖学上的不完全血运重建（包括 PCI 或 CABG）向功能性完全血运重建转移。

除冠状动脉造影与心电图运动试验外，以下几种方法可以提供心肌缺血的证据，并帮助识别靶血管与靶病变。

一、血流储备分数

血流储备分数（FFR）由 Nico Pijls 等学者于 1993 年提出，目前已成为稳定型冠心病诊断的"金标准"。以往 DEFER 研究与 FAME 研究均显示，FFR 是一项反映狭窄病变有无缺血的可靠而准确的功能性指标。当 FFR>0.8 时，冠状动脉病变不会导致心肌缺血，仅需在 FFR≤0.8 的缺血病变节段置入支架，另外，经 FFR 指导的 PCI 治疗的患者，其心源性猝死和心肌梗死发生率、再次血运重建率（PCI 或 CABG）显著低于单纯冠状动脉造影指导的 PCI 治疗的患者，不仅如此，FFR 组的经济花费和对比剂用量要比冠状动脉造影组少。这些均提示，对多支血管病变患者常规行 FFR 指导的 PCI 治疗要显著优于冠状动脉造影指导的 PCI 治疗，应实现"功能性完全血运重建"的治疗理念。随后，FAME-2 研究报道显示，对于稳定型冠心病患者，FFR 指导的 PCI 联合药物治疗明显优于单纯药物治疗，可明显改善患者生活质量，提示冠状动脉造影诊断为中度狭窄、经检测 FFR>0.8 的患者接受药物治疗具有良好的五年生存率，同时减少了支架置入率。新近，GRAFFITI 研究与 IMPAG 研究等均提示，与造影指导的 CABG 相比，FFR 指导的 CABG 吻合血管数量降低、体外循环旁路移植手术率降低，随访 3 年桥血管闭塞率及心绞痛发生率显著下降。

目前，临床上 FFR 已经被公认为是指导治疗和评价冠状动脉功能的重要检查方法，尤其是能对多支血管病变的血运重建策略选择提供重要的指导意义，使其治疗策略更具合理性。

二、CT 血流储备分数

CT 血流储备分数（FFR-CT）是一项崭新的无创检测体系，它利用计算机技术模拟流体力学原理、结合冠状动脉 CT 成像技术，主要通过冠状动脉 CT 获得冠状动脉三维重建图像和利用计算机专用软件根据冠状动脉解剖学信息模拟血流情况，从而算出模拟的 FFR 值。它提供了对冠状动脉解剖学和功能学信息的综合性评价，是融合冠状动脉解剖学和功能学于一体的新的无创影像评价方法。它可以减少有创检查、节约医疗费用，与冠状动脉 CT 诊断相比，更准确、更全面，可能对于功能性血运重建有指导意义。DISCOVER-FLOW 研究提示，FFR-CT 与 FFR 相关性良好，对于冠状动脉狭窄和缺血的诊断和评价是准确的。DeFACTO 研究结果显示，FFR-CT 对冠状动脉血管缺血的诊断优于 CT，FFR-CT 诊断的灵敏度和特异度均优于冠状动脉 CT，在中度狭窄与临界病变患者中 FFR-CT 的诊断优势更显著。与侵入性 FFR 相比，检测 FFR-CT 对冠状动脉疾病的诊断更具准确性和综合性，可以成为可靠的评价冠状动脉临界狭窄病变缺血的无创功能学检查方法，但是其长期有效性和经济效益需进一步评估。

三、瞬时无波形比率

在不使用腺苷的情况下，基于指引导丝的技术，识别心动周期中舒张期时冠状动脉内的血管阻力，并且用一种算法计算出冠状动脉内的压力，而在无波形期间测量到的瞬间压力梯度，被定义为瞬时无波形比率（iFR），是舒张期无波形间期狭窄血管的远端平均压力除以舒张期无波形间期的平均动脉压。iFR 是一种检测冠状动脉狭窄血流动力学严重程度的方法，无须血管扩张药，仅检测压力，与 FFR 相当，可以用于对血管扩张药有禁忌的患者或可能作为替代 FFR 的检测方法。iFR 测量的微血管阻力降低较 FFR 所测量的更为稳定，且狭窄严重程度越高，iFR 测量的微血管阻力降低越多，而 FFR 测量则正好相反。ADVISE 研究结果证实了 iFR 的准确性，iFR 可被用作 FFR 的无腺苷替代方法。目前，与 FFR 相比，iFR 无需血管扩张药，简化了手术过程，缩短了操作时间，但检测的准确性及是否应用于临床仍存在争议。

四、功能性 SYNYAX 积分

基于 SYNTAX 研究，有学者提出了功能性 SYNTAX 积分（functional SYNTAX score，FSS）的概念，是将 FFR 并入到 SYNTAX 积分计算中，对冠状动脉多支病变进行危险分层和预后评估,也是多支血管病变患者主要不良心脑血管事件(major adverse cardiovascular and cerebrovascular events,MACCE)的有力预测因素。

FSS 可有效指导多支病变患者的危险分层,更利于多支血管病变患者治疗策略的选择和预后的预测。SYNTAX Ⅱ亚组分析显示,对于多支血管病变的冠心病患者,FSS 指导血运重建似乎是更合理的方法,FSS 使大部分患者被重新分组,并进入低危组,导致治疗策略改变。FSS 系统使病变血管的解剖学特点和功能性信息相结合,更有利于多支血管病变血运重建的选择并改善其临床预后,精确评估患者危险程度,值得临床应用。

五、其他方法

冠状动脉疾病心肌缺血功能学非侵入性的评价方法还包括负荷超声心动图、心肌声学造影、核素心肌灌注显像、单光子发射计算机断层成像(SPECT)、负荷心脏磁共振成像(CMR)和正电子发射断层成像(PET)等方法。

总之,冠状动脉功能性评价的方法颇多,其中各有利弊。冠状动脉病变的评价需要综合性和合理性,应包括解剖性和功能性评价,结合患者的临床特点、危险因素及危重程度等。其中,冠状动脉功能性评价对于多支血管病变的血运重建策略选择有重要作用,可以预测患者的临床预后,判断"罪犯"血管与病变,指导最佳治疗策略,使其具有最少风险的同时获得最大收益。

第三节　冠状动脉多支血管病变
血运重建的方法选择

PCI 和 CABG 都能使多支血管病变患者受益,达到有效治疗。但两种治疗方法各有利弊,而患者的个体差异又很大,因此必须以循证医学为依据,综合分析患者的各种临床状况和冠状动脉病变情况,权衡利弊,为患者制订最佳的血运重建策略。

一、冠状动脉旁路移植治疗冠状动脉多支血管病变的优点与缺点

CABG 适用于有合并症及复杂冠状动脉病变的高龄患者,尤其是合并糖尿病的患者。通常认为,CABG 具有 PCI 无法替代的优势,即实现完全血运重建。完全血运重建的概念原本就来源于心外科 CABG。从理论上讲,完全血运重建可减少心血管不良事件的发生,但在临床实践中,追求解剖学上的完全血运重建并不切合实际,亦完全无此必要。CABG 的另一个优势是,通常不需要考虑吻合口近端血管是局限性还是弥漫性狭窄,桥血管直接被吻合至冠状动脉病变的下游,为心肌提供另一来源的灌注,即使远期吻合口近端的自身血管病变进展或新发,只要远端或下游血管正常,也不影响其所支配心肌的血供。而 PCI 对于支架近端或上游的血管病变进展或新发病变则无能为力。

　　CABG 的缺点显而易见,需要开胸和全身麻醉,手术创伤大,需要较长的恢复期。在体外循环下,血液与人造材料接触触发了一系列炎症反应,导致多器官不同程度的功能障碍。OPCAB 可以有效避免这种情况发生,并且随着主动脉操作的减少,围手术期脑卒中发生率降低、重要临床终点事件的发生率下降,与传统的 CABG 相比,OPCAB 可以减少失血,降低神经系统及肾损害。

二、冠状动脉介入治疗冠状动脉多支血管病变的优点与缺点

　　PCI 最大的优势就是免除了开胸和全身麻醉的痛苦,而其缺点也显而易见,即支架内再狭窄和 / 或支架内血栓形成。目前新一代 DES 及药物涂层球囊的日益广泛应用降低了再狭窄的发生率,但支架内血栓形成的发生及双联抗血小板药物应用时程和出血相关问题已经越来越受到关注。另外,冠状动脉多支血管病变多个支架的使用明显增加了患者的费用。并且,多支血管病变的处理,必然伴随着 X 线暴露量和造影剂用量的增加,X 线的放射性及造影剂相关并发症都是 PCI 必须考虑的问题。

三、冠状动脉病变解剖特征的评估

　　CABG 和 PCI 各具利弊,对于冠状动脉多支病变的患者,应该如何选择血运重建策略?

　　主要根据冠状动脉病变的解剖特征来制订血运重建策略。因此首先要对冠状动脉病变的解剖特征进行评估,主要的评估标准有 SYNTAX 评分系统和 EuroSCORE 评分系统。SYNTAX 评分对于多支血管病变或左主干病变患者血运重建方式的选择具有指导意义。三支病变 SYNTAX 评分 ≤ 22 分,可实现功能性完全血运重建者,PCI 是合理的;对于 SYNTAX 评分>22 分,不能达到完全血运重建的三支病变患者则推荐 CABG。对孤立性左主干或合并单支病变,左主干病变位于远端分叉处;或左主干合并双支或三支病变,SYNTAX 评分 ≤ 32 分者,均可考虑 PCI;但对于左主干合并双支或三支病变,SYNTAX 评分 ≥ 33 分者,推荐 CABG。需要指出的是,SYNTAX 评分反映了冠状动脉解剖结构,而不是治疗策略。标准的 SYNTAX 评分是一个源于冠状动脉解剖和病变特征的血管造影评分系统,应用于多支血管病变患者的危险分层、血运重建策略的选择和临床预后的评价,而其不足之处在于不能提供是否缺血、有无存活心肌、心肌缺血区域和范围等功能性信息。此外,SYNTAX 评分更多关注的是病变的复杂程度,而对患者的临床情况关注相对较低,但患者的综合临床情况与血运重建的预后是直接相关的,所以 SYNTAX 评分并不是一个完善的针对多支血管病变的临床评分系统。应运而生的是 SYNTAX Ⅱ 评分系统。

　　SYNTAX Ⅱ 评分是在 SYNTAX 评分的基础上,加上了其他 7 个因素:年龄、肌酐清除率、左心室收缩功能、是否为无保护的左主干病变、外周血管疾病、女性及是否存在慢性阻塞性肺疾病。该评分能够准确预测行 CABG 或 PCI 术的 4 年病死率,较 SYNTAX 评分更有效。

　　除此之外,对于外科患者,EuroSCORE 评分系统重点评估的是冠状动脉解剖以外的因素,对患者相关危险因素、心脏因素、手术相关因素进行外科手术风险评估,低危为 0~2 分,

中危为 3~5 分,高危 ≥6 分。以 SYNTAX 评分为基础的模型加入 EuroSCORE 后,预测心脏手术死亡的能力显著改善。通过合并 SYNTAX 评分和 EuroSCORE 评分新建一套全面的危险分层系统,将对多支血管病变的患者有更好的预测和区分能力。

四、冠状动脉旁路移植与冠状动脉介入治疗的比较

对于冠状动脉多支血管病变尤其是合并左主干病变的冠心病患者而言,选择 CABG 还是 PCI,二者孰优孰劣的话题,一直是临床争议的热点。之前已有多项研究比较了 PCI 与 CABG 对于左主干病变患者的安全性和有效性。PRECOMBAT 研究和 SYNTAX 研究显示,这两种血运重建方式的死亡风险无明显差异。EXCEL 研究的 5 年数据提示,PCI 组的死亡风险高于 CABG 组(13.0% *vs.* 9.9%)。2018 年经导管心血管治疗学术会议(TCT 2018)上公布了 MAIN-COMPARE 研究 10 年随访结果,该研究比较了韩国多个中心 PCI 与 CABG 对于无保护左主干病变的治疗效果。研究提示,PCI 作为左主干病变的可选血运重建方案显示出不劣于 CABG 的远期疗效,支持通过 PCI 治疗左主干病变。而 TCT 2018 会议上还公布了 SYNTAXES 研究的结果,该研究是对冠状动脉三支血管病变或左主干病变患者的回顾性分析,其中 CABG 组 897 例,PCI 组 903 例。10 年时,整个队列中 CABG 或 PCI 组之间全因死亡率没有差异,无保护左主干病变患者 CABG 与 PCI 的死亡率相当,在糖尿病与非糖尿病亚组人群中,两组血运重建方式的死亡率无差异。PCI 在三支血管病变患者中显示出更高的死亡率,但 10 年终点随访 CABG 或 PCI 组之间全因死亡率没有差异。基于 SYNTAX 评分对于全部人群分析 10 年全因死亡率,SYNTAX 评分 ≥33 分,CABG 效果更好,SYNTAX 评分<33 分,CABG 与 PCI 效果相当;对于三支血管病变,SYNTAX 评分 ≤22 分,CABG 与 PCI 效果相当,SYNTAX 评分 ≥23 分,CABG 效果更好;对于无保护左主干病变,SYNTAX 评分 ≥33 分,CABG 效果更好,SYNTAX 评分<33 分,PCI 效果更好。2019 年 NOBLE 研究的 5 年随访结果证实了其 2016 年的初步结果,对于无保护左主干病变患者的主要复合终点来说,CABG 的效果明显优于 PCI(*P*=0.000 2)。PCI 组主要终点事件更多是因为其非操作相关的心肌梗死(7.6% *vs.* 2.7%,*P*=0.000 2)和再次血运重建(17.1% *vs.* 10.2%,*P*=0.000 9)明显多于 CABG 组。两组的全因死亡率与脑卒中风险无明显差异。基于上述结果,研究者认为,对于无保护左主干病变患者的血运重建,PCI 对 5 年临床预后的改善弱于 CABG,支持此类患者选用外科手术。

基于上述研究,《2018 年 ESC/EACTS 心肌血运重建指南》提出,稳定的三支血管病变或无保护左主干病变,制订血运重建策略应根据患者的 SYNTAX 评分,其中 CABG 均为 ⅠA 类推荐。对于三支血管病变,SYNTAX 评分 ≥23 分,PCI 为 Ⅱ 类推荐;对于无保护左主干病变,SYNTAX 评分 ≥33 分,PCI 为 Ⅱ 类推荐。

总之,在新 DES 时代,PCI 与 CABG 总体安全性都很好,可以考虑将 PCI 作为左主干病变的首选,其长期死亡率并不差于 CABG。①对于无保护左主干病变,SYNTAX 评分 ≥33 分,CABG 效果更好;SYNTAX 评分<33 分,PCI 效果更好;②对于三支血管病变,SYNTAX 评分 ≤22 分,CABG 与 PCI 相当;SYNTAX 评分 ≥23 分,CABG 效果更好;③部分病例可

以考虑复合冠状动脉血运重建技术；④相对于 SYNTAX 评分，EuroSCORE 评分>6 分对左主干病变具有更好的预后预测作用。

五、冠状动脉介入治疗联合冠状动脉旁路移植术

由于 PCI 与 CABG 均不完美，存在一些缺点，因而，一种有效融合心脏内、外科的技术应运而生，即复合冠状动脉血运重建（HCR）技术。HCR 是近年来兴起的针对多支血管病变的全新血运重建策略，该技术由英国学者 Angelini 于 1996 年首次提出并证实了其可行性，将微创冠状动脉旁路移植术（MIDCAB）与 PCI 相结合，使用 LIMA 桥对 LAD 血管进行血运重建，而对非 LAD 病变血管置入支架。经典 HCR 技术是分期 MIDCAB 与 PCI 相结合，该技术同时结合外科 LIMA 桥和内科 PCI 的优势，LIMA 桥 10 年通畅率高达 95%，明显优于药物涂层支架，说明 LIMA-LAD 的不可替代性。研究已证实，HCR 手术是一种安全、有效的冠状动脉再血管化方式，患者围手术期血流动力学稳定，且并发症较少，优点在于使一个高危（包括脑卒中、感染、炎症反应等）的复杂手术变成两个低危的简单手术，从理论上来讲，其手术切口小、创伤小、术后恢复更快，长期预后会更好。HCR 可发挥内、外科各自的优势，使冠心病患者远期生存率及术后生活质量最大化。

HCR 的适应证包括：LAD 开口或近端完全闭塞，或左主干分叉多支病变，单纯介入治疗存在高风险；合并有外科手术高危因素的患者（如慢性阻塞性肺疾病、肝肾功能不全）；对于年轻患者远期可能需再次血运重建者；追求微创和完全血运重建者。

总之，HCR 是一项新的治疗冠心病的策略，融合 PCI 与 MIDCAB 优势，开创了一项新的治疗理念，尤其是对重症和高龄患者将发挥巨大的优势。但是它也有一定的局限性，如心内科和心外科医师观念不同，设备缺乏，需要较长的学习曲线，术前抗血栓过度可导致围手术期出血风险增加等；而 PCI 围手术期抗血栓不足则会增加支架内血栓形成的风险等。

六、合理选择治疗策略

总之，当患者的 SYNTAX 评分在 32 分以下时，CABG 与 PCI 相当，此时重点考虑病变因素，因为 PCI 对患者的合并症要求相对较低，只要病变解剖合适，首先选择 PCI。如果患者的 SYNTAX 评分在 33 分以上，而 EuroSCORE 评分在 5 分以下，由于 PCI 的远期效果较差，而 CABG 的手术风险亦不高，应考虑选择 CABG。当 SYNTAX 评分和 EuroSCORE 评分均较高时，比较难以抉择，此时应根据实际情况而定，应慎重考虑两种血运重建方式的利弊。

还应该综合患者个体化的临床状况，如年龄、性别、体重、营养状态、心肺肾功能、既往外科手术史，伴随疾病如肿瘤、血液病、其他慢性病晚期等，结合冠状动脉病变的具体情况及评估结果，还需要结合患者的意愿、医师及医院自身能力，以及治疗费用和经济状况等选择合理的治疗策略。

最后，还要重视多科室合作，建议由心血管内科、心脏介入、心脏重症、心外科医师和麻醉师组成心脏团队，对患者的临床及影像学资料进行评价，对复杂病变患者共同制订心肌血运重建策略，给患者提供最佳的治疗选择。当前，患者及家属对心脏介入及外科手术的了解

逐渐增多，应清楚告知患者血运重建的临床获益、短期和长期风险，以及两种血运重建策略的利弊，让患者有足够的时间做出选择，充分尊重患者及家属意愿。

第四节　急性冠脉综合征合并多支血管病变的处理原则

冠状动脉造影发现，急性心肌梗死的病例中，40%~65% 的患者存在多支血管病变，多支冠状动脉病变往往病史较长，合并症较多，远期预后较差，多合并有糖尿病、陈旧性心肌梗死、多次 PCI 史及心、肾功能不全等，部分患者合并心源性休克，不仅病情更加凶险，急性期病死率更高，治疗上亦更加棘手。

一、STEMI 合并多支病变和 / 或 CTO 的治疗策略

ST 段抬高心肌梗死（STEMI）合并多支病变和 / 或 CTO 的病例往往合并心源性休克，治疗上往往需积极的主动脉内球囊反搏（intra-aortic balloon pump，IABP）辅助，如果患者等不及 CABG 治疗，或术者认为病变需要急诊 PCI 治疗，治疗上有三个策略：①仅梗死相关血管干预策略；②多支血管同期干预策略；③分次干预策略。

二、多支血管同期干预策略的风险

对于非梗死相关血管，尤其是存在明显狭窄病变的血管，是否需要同时进行 PCI，是目前颇具争议的一个热点问题。通常认为，急诊 PCI 时同时干预非梗死相关血管往往存在以下风险。

1. 急性心肌梗死患者往往处于高凝状态，血小板和凝血系统被激活（易损血液），且可能存在多处不稳定病变，非梗死相关血管介入术后慢血流 / 无复流及支架内血栓形成的概率较高，而一旦发生则可能造成心肌梗死面积及部位的扩大，往往恶化血流动力学与临床症状。

2. 在心肌梗死急性期，非梗死相关血管易发生痉挛导致其功能性狭窄的程度往往被高估，干预了本不应干预的血管，并且选择支架的直径往往被低估。

3. 干预非梗死相关血管会导致操作时间延长、曝光时间延长、增加造影剂用量和造影剂相关肾病的发生率，这些均对患者不利。

4. 处理梗死相关血管后，紧急干预非梗死相关血管的 CTO 病变有可能使患者获益，但此时开通 CTO 病变的可行性常受到质疑。

5. 斑块狭窄程度与其稳定性之间并非直接相关，重度狭窄的病变并不一定会导致缺血事件的发生，对这样的非梗死相关血管进行 PCI 治疗并无太多的证据支持，预防性 PCI 并不能减少死亡和心肌梗死的发生。

APEX-AMI 研究亚组分析纳入 2 201 例合并多支血管病变的 STEMI 患者，有 217 例

(9.9%)在接受直接 PCI 的同时,还接受了非梗死相关血管的 PCI,其余 1 984 例(90.1%)仅接受梗死相关血管的 PCI,统计分析显示,多支血管同期干预策略与仅梗死相关血管干预策略相比,90 天内病死率与总的主要不良心血管事件发生率均明显升高(12.5% *vs.* 5.6%,$P<0.001$;18.9% *vs.* 13.1%,$P=0.011$)。HORIZONS-AMI 研究亚组分析将多支血管病变接受 PCI 的 668 例 STEMI 患者分为多支血管同期干预组(275 例)与分次 PCI 组(393 例),随访 1 年比较发现,前者在总死亡、明确的支架内血栓形成及严重出血方面均显著高于后者(9.2% *vs.* 2.3%,$P<0.000\,1$;5.0% *vs.* 1.6%,$P=0.01$;4.0% *vs.* 1.3%,$P=0.02$)。2015 年欧洲血运重建大会(EuroPCR 2015)报道的 PRAGUE 13 研究显示,对于合并多支血管病变的 STEMI 患者,在行急诊 PCI 之后的 3~40 天再次干预非梗死相关血管,平均 38 个月内的主要不良心血管事件与未再干预组相比并差异无统计学意义;2015 年 TCT 公布的 EXPLORE 研究亦提示,对于合并 CTO 病变的 STEMI 患者,1 周内行 CTO 病变的介入干预,虽然安全可行,但是并未提高术后 4 个月内的心功能,仅对 LAD 的 CTO 病变,可以改善心功能。

三、多支血管同期干预策略的优势

以上研究及荟萃分析均存在患者选择偏倚的局限性,很难保证两种治疗策略中患者临床情况的真正可比性,纳入多支血管同期干预组的患者大多临床情况更差,血流动力学或心电状态更不稳定,其病死率较高的必然性对结果可能造成明显的影响,可能不应当将多支血管同期干预策略的高病死率均归咎于对非梗死相关血管进行了 PCI。对于存在显著不稳定狭窄或存在同时急性闭塞的其他血管病变,多支血管同期干预策略在理论上仍具有一定的积极意义,尤其对存在心源性休克状态的患者,这些好处包括:①完全血运重建后可较好地改善心功能,改善心源性休克的预后,提高急性期存活率;②治疗了其他可能破裂的不稳定斑块,避免再次心肌梗死及减少再次介入治疗;③有时识别梗死相关血管困难,或者同时有多个梗死相关血管,完全血运重建后可较好改善症状;④减少住院时间、手术次数,降低手术费用,患者接受程度提高。

胸痛中心"真实世界"RESEARCH/T-SEARCH 注册研究亚组分析显示,对于急性心肌梗死的急诊 PCI,多支血管 PCI 与仅梗死相关血管 PCI 相比,其 4 年内的全因死亡率显著下降(18.9% *vs.* 14.3%,$P=0.01$)。2013 年 ESC 会议公布的 PRAMI 研究入选 465 例合并多支血管病变的急性 STEMI 患者,随机接受仅梗死相关血管 PCI(234 例)和多支血管 PCI(231 例),主要研究终点是 5 年内(中位数 2.3 年)包括心源性死亡、非致死性心肌梗死或顽固性心绞痛在内的复合终点。结果显示,多支血管 PCI 组较仅梗死相关血管 PCI 组主要复合终点显著减少(91% *vs.* 77%,$P<0.001$),其中非致死性心肌梗死和难治性心绞痛的发生风险明显降低。虽然多支血管 PCI 组的曝光时间、造影剂用量及操作时间较仅梗死相关血管 PCI 组均有所延长,但造影剂相关肾病、大出血及脑卒中的发生率在两组的差异并无统计学意义。随着 PRAMI、CvLPRIT、DANAMI-3-PRIMULTI、CAMPARE-ACUTE 等研究的发布,有关 STEMI 合并多支血管病变患者的完全血运重建策略的指南推荐等级不断提升,2017 年 ESC 发布的 STEMI 指南已将完全血运重建策略提升至 Ⅱa 类推荐,证据级别 A 级。

2017 ACC 年会上公布的 COMPARE-ACUTE 研究结果显示,在血流储备分数(FFR)指导下行非梗死相关血管的完全血运重建,发生心血管事件的风险低于仅处理梗死相关血管。COMPARE-ACUTE 研究随机纳入 885 例合并多支血管病变的 STEMI 患者,均已接受直接 PCI,并以 1:2 的比例随机分入 FFR 指导下的完全血运重建组和仅干预梗死相关动脉的不完全血运重建组。研究结果显示,与仅干预梗死相关动脉组相比,完全血运重建组主要终点事件发生率显著降低(8% *vs.* 21%,*P*<0.001),其中,完全血运重建组全因死亡、心肌梗死、再次血运重建和脑血管事件发生率均低于仅干预梗死相关动脉组。CAMPARE-ACUTE 研究首次将生理学指导的同期处理策略与仅处理梗死相关动脉的传统策略进行比较,研究提示:①合并多支血管病变的 STEMI 患者 PCI 同期行完全血运重建安全可行;②采用 FFR 指导的同期处理非靶血管策略不良事件发生率更低,值得关注的是,该研究在存在严重狭窄的非靶血管病变中,约有半数并无功能意义(FFR>0.8)。2019 年 ESC 大会公布了 COMPARE-ACUTE 的 3 年研究结果,结果证实了 FFR 指导下的 STEMI 合并多支血管病变患者的完全血运重建策略获益可持续至 3 年随访。值得一提的是,在亚组分析中,当仅考虑两组 FFR 阳性非梗死相关血管患者时,发现仅处理梗死相关血管组随访时心肌梗死发生率高于完全血运重建组(13.4% *vs.* 6.7%,*P*=0.03)。这种差异主要是由于仅处理梗死相关血管组再次血运重建增加,同时,仅处理梗死相关血管亚组 FFR 阳性非梗死相关血管未治疗患者的心肌梗死发生率增加。CvLPRIT 研究是一项比较在入院时行完全血运重建与仅梗死相关动脉血运重建的随机试验,结果显示,完全血运重建组的主要不良心血管事件发生率为 24.0%,但仅梗死相关动脉组为 37.7%(*P*=0.007 9)。完全血运重建组全因死亡、心肌梗死的复合终点为 10.0%,而仅梗死相关动脉组为 18.5%(*P*=0.017 5)。CvLPRIT 试验的长期随访平均持续时间为 5.6 年,结果表明,完全血运重建组的主要不良心血管事件的发生率显著降低,此外,完全血运重建组还观察到全因死亡、心肌梗死的复合事件存在显著差异。COMPLETE 研究结果在 2019 年 ESC 会议上公布,该研究结果表明,STEMI 患者行完全血运重建优于仅处理梗死相关血管,但两组心血管病死率及全因死亡率无明显差异。COMPLETE 研究是一项国际多中心、随机对照试验,纳入 31 个国家 140 个中心共 4 041 例 STEMI 合并多支血管病变患者,对"罪犯"血管成功进行 PCI 后,1:1 随机分为完全血运重建组、仅处理梗死相关血管组,主要终点为心血管死亡、心肌梗死的复合终点,次要终点为心血管死亡、心肌梗死、缺血驱动的血运重建的复合终点。平均随访 3 年,3 年随访期间,与仅处理"罪犯"血管组相比,完全血运重建组心血管死亡或心肌梗死的发生率显著降低(7.8% *vs.* 10.5%,*P*=0.004);在次要终点方面,完全血运重建组较仅干预梗死相关血管组降低 49%(95% 可信区为 =0.51,*P*<0.001,);安全性方面,两组间在主要出血事件、造影剂相关急性肾损伤方面,差异无统计学意义。

然而,基于现有的循证医学证据,仍不建议 STEMI 合并多支血管病变患者常规采取完全血运重建策略,原因如下:①STEMI 合并多支血管病变患者的完全血运重建策略并未证实能降低病死率;②以上研究纳入的人群患者年龄较小,SYNTAX 评分较低,且排除了心源性休克患者。2018 年 ESC 会议公布了 CULPRIT-SHOCK 研究 1 年随访结果。CULPRIT-

SHOCK 研究是第一项针对此类患者的前瞻性、国际多中心、随机、对照及非盲法的研究，该研究共纳入合并有心源性休克的急性心肌梗死患者（STEMI 占 62%）706 例，分为同期多支血管 PCI 组和择期 PCI 组（在梗死相关血管直接 PCI 的急性期之后，先评估患者的剩余心肌缺血风险，再根据评估结果，决定是否对非梗死相关血管实施治疗），研究的主要终点为 30 天全因死亡，或需行肾脏替代治疗的肾衰竭的比例。安全性指标包括出血事件和脑卒中，次要终点包括 1 年时任何原因的死亡、再发心肌梗死、再次血运重建、因充血性心力衰竭入院的复合事件，以及死亡、再发心肌梗死或心力衰竭再入院的复合事件。结果显示，30 天主要终点发生率，择期 PCI 组显著低于同期多支血管 PCI 组；1 年死亡率，择期 PCI 组低于同期多支血管 PCI 组（50.0% *vs.* 56.9%，95% 可信区间为 0.76~1.01）；两组的再发心肌梗死发生率，择期 PCI 组也低于同期多支血管 PCI 组（1.7% *vs.* 2.1%，95% 可信区间为 0.29~2.50）；死亡或再发心肌梗死的复合发生率分别为 50.9% 和 58.4%（95% 可信区间为 0.76~1.00）；再次血运重建在择期 PCI 组更为常见（32.3% *vs.* 9.4%，95% 可信区间为 2.39~4.95），因心力衰竭再入院亦是如此（5.2% *vs.* 1.2%，95% 可信区间为 1.53~13.04）。该研究表明，在急性心肌梗死和心源性休克患者中，择期 PCI 组 30 天死亡和肾脏替代治疗风险低于同期多支血管 PCI 组，1 年随访时两组的死亡率无明显差异。

《心源性休克诊断和治疗中国专家共识（2018）》建议：对急性冠脉综合征所致的心源性休克，应该尽快启动血运重建治疗；对于急性冠脉综合征合并多支血管病变的心源性休克患者，不建议常规行同期完全血运重建。

四、总结与建议

1. 再灌注治疗的目的仍然是尽早、充分、持续地恢复梗死相关血管的血流，现有的循证医学仍然强力支持目前的指南建议，即仅对梗死相关血管行 PCI 的策略，对非梗死相关血管进行 PCI 可能有益，但大多建议延期、分次进行，尤其对于心源性休克或心功能不全患者的治疗决策应取决于非梗死相关血管的复杂性及非梗死相关血管的供血范围。

2. 随着术者操作技术、介入器械和抗血栓药物的不断发展进步，对于合并心源性休克的多支血管病变患者行"同期多支血管 PCI"有一定的合理性，尤其是对于存在明显不稳定狭窄病变，或者存在同时急性闭塞的其他血管，然而这种做法仍然具有较高风险。

3. 部分血流动力学稳定的 STEMI 患者急诊 PCI 时进行非梗死相关血管的 PCI 也是可行的，尤其存在明显不稳定狭窄病变，或者靶血管判断困难时，但需要医师具备非常丰富的介入治疗经验，且在充分抗血栓的基础上和冠状动脉病变并不复杂的前提下进行。

4. 如果非梗死相关血管为 CTO 病变，不管是否合并心源性休克，考虑到此时急诊 PCI 干预的成功率与可行性，仍建议以延期、分次进行为主。

5. 不稳定的非梗死相关血管，建议通过血管内超声显像（IVUS）评估来决定是否干预及何时干预，稳定的非梗死相关血管，建议通过 FFR 评估来决定是否干预及何时干预。

（张大鹏）

参考文献

［1］ RASTAN A J, WALTHER T, FALK V, et al. Does reasonable incomplete surgical revascularization affect early or long-term survival in patients with multivessel coronary artery disease receiving left internal mammary [J]. Circulation, 2009, 120 (11 Suppl): S70-S77.

［2］ ACHARJEE S, TEO K K, JACOBS A K, et al. Optimal medical therapy with or without percutaneous coronary intervention in women with stable coronary disease: A pre-specified subset analysis of the Clinical Outcomes Utilizing Revascularization and Aggressive drug Evaluation (COURAGE) trial [J]. Am Heart J, 2016, 173: 108-117.

［3］ TOTH G G, DE BRUYNE B, KALA P, et al. Graft patency after FFR-guided versus angiography-guided coronary artery bypass grafting: the GRAFFITI trial [J]. EuroIntervention, 2019, 15 (11): e999-e1005.

［4］ GLINEUR D, GRAU J B, ETIENNE P Y, et al. Impact of preoperative fractional flow reserve on arterial bypass graft anastomotic function: the IMPAG trial [J]. Eur Heart J, 2019, 40 (29): 2421-2428.

［5］ KOO B K, ERGLIS A, DOH J H, et al. Diagnosis of ischemia-causing coronary stenoses by noninvasive fractional flow reserve computed from coronary computed tomographic angiograms. Results from the prospective multicenter DISCOVER-FLOW (Diagnosis of Ischemia-Causing Stenoses Obtained Via Noninvasive Fractional Flow Reserve) study [J]. J Am Coll Cardiol, 2011, 58 (19): 1989-1997.

［6］ LEIPSIC J, YANG T H, THOMPSON A, et al. CT angiography (CTA) and diagnostic performance of noninvasive fractional flow reserve: results from the Determination of Fractional Flow Reserve by Anatomic CTA (DeFACTO) study [J]. AJR Am J Roentgenol, 2014, 202 (5): 989-994.

［7］ SEN S, ESCANED J, MALIK I S, et al. Development and validation of a new adenosine-independent index of stenosis severity from coronary wave-intensity analysis: results of the ADVISE (ADenosine Vasodilator Independent Stenosis Evaluation) study [J]. J Am Coll Cardiol, 2012, 59 (15): 1392-1402.

［8］ ASANO T, KATAGIRI Y, CHANG C C, et al. Angiography-Derived Fractional Flow Reserve in the SYNTAX Ⅱ Trial: Feasibility, Diagnostic Performance of Quantitative Flow Ratio, and Clinical Prognostic Value of Functional SYNTAX Score Derived from Quantitative Flow Ratio in Patients with 3-Vessel Disease [J]. JACC Cardiovasc Interv, 2019, 12 (3): 259-270.

［9］ FAROOQ V, VAN KLAVEREN D, STEYERBERG E W, et al. Anatomical and clinical characteristics to guide decision making between coronary artery bypass surgery and percutaneous coronary intervention for individual patients: development and validation of SYNTAX score Ⅱ [J]. Lancet, 2013, 381 (9867): 639-650.

［10］ HOLM N R, MÄKIKALLIO T, LINDSAY M M, et al. Percutaneous coronary angioplasty versus coronary artery bypass grafting in the treatment of unprotected left main stenosis: updated 5-year outcomes from the randomised, non-inferiority NOBLE trial [J]. Lancet, 2020, 395 (10219): 191-199.

［11］ GERSHLICK A H, BANNING A S, PARKER E, et al. Long-Term Follow-Up of Complete Versus Lesion-Only Revascularization in STEMI and Multivessel Disease: The CvLPRIT Trial [J]. J Am Coll Cardiol, 2019, 74 (25): 3083-3094.

［12］ 中华医学会心血管病学分会心血管急重症学组, 中华心血管病杂志编辑委员会. 心源性休克诊断和治疗中国专家共识 (2018)[J]. 中华心血管病杂志, 2019, 47 (4): 265-277.

第五章
冠状动脉旁路移植术基本手术方式

第一节 发展简史

1964 年，Garrett 和他的同事们第一次使用冠状动脉旁路移植手术（CABG）作为冠状动脉粥样硬化性心脏病的"紧急"治疗手段，将 SVG 一端吻合于升主动脉，另一端吻合至左前降支（LAD）。20 世纪 60 年代后期，Favoloro 和 Jonnson 等将该技术进行了推广。1967 年，Kolessov 首次应用左乳内动脉（LIMA）作为搭桥血管，进行了 LIMA 与 LAD 的搭桥。1991 年阿根廷的 Benetti 医师进行了首例非体外循环冠状动脉旁路移植术（OPCAB），1995 年 Benetti 进行了首例经左胸小切口非体外循环微创冠状动脉旁路移植术（MIDCAB）。1996 年，Angelini 与同事们进行了外科 MIDCAB 与内科经皮冠状动脉介入治疗（PCI）联合的复合冠状动脉血运重建术（HCR）。1999 年，Mohr 进行了机器人辅助下冠状动脉旁路移植术（RACAB）。目前，体外循环下冠状动脉旁路移植术（on-pump CABG），包括体外循环下不停跳冠状动脉旁路移植术（on-pump beating heart CABG），对大多数患者仍是有效方法。1999 年左右，随着心脏表面组织固定器的发明（Octopus、CTS 等），OPCAB 得到迅猛发展。目前，欧美国家 20%~30%CABG 手术采用 OPCAB 技术，中国、印度等发展中国家约 70% 应用 OPCAB 技术，在中国个别中心及单位或术者，OPCAB 的应用比例高达 90%。

第二节 手术方式

一、体外循环下冠状动脉旁路移植术

传统意义上的体外循环下冠状动脉旁路移植术（on-pump CABG）是指正中切口开胸，建立体外循环，心脏灌注停搏液进行心肌保护。心脏停跳时完成桥血管与冠状动脉的远端吻合，心脏复跳或停跳时行桥血管与升主动脉的近端吻合，心脏复跳并行循环辅助后离体外

循环。

此方式是 2000 年以前的主要手术方式，优点在于给术者提供了安静非搏动的心脏、干净无血的冠状动脉，心脏易搬动，解剖冠状动脉及吻合血管相对容易，近端吻合升主动脉无张力、无血，操作也相对简单。相对不足的是：体外循环仍需行升主动脉插管，对于有冠状动脉粥样硬化、钙化斑块多的升主动脉操作困难；体外循环相关并发症的风险增加，如术后肾功能不全、出血、血栓栓塞等；体外循环也可引起全身炎症反应，如白细胞介素 -2（interleukin-2，IL-2）水平增加；心脏停搏可导致心肌缺血再灌注损伤，进一步损伤心脏功能；体外循环的非搏动血流及较低的灌注压会对糖尿病患者、外周血管疾病患者的肢体远端灌注产生不利影响，进而引起相关并发症。因此，近年来新的冠状动脉旁路移植术式，特别是 OPCAB 得到了快速发展。

二、体外循环下不停跳冠状动脉旁路移植术

体外循环下不停跳冠状动脉旁路移植（on-pump beating heart CABG），是指建立传统意义上的体外循环后，体外循环转流，流量占总流量的 2/3~3/4，呼吸维持与肺血流量相匹配的潮气量，不降温，心脏在跳动情况下完成 CABG 手术。远端吻合可用心脏固定器相对固定心脏，近端在侧壁钳或近端吻合装置下完成吻合。吻合完成后，逐步停机，脱离体外循环。

此方法介于传统的 on-pump CABG 及 OPCAB 之间，有二者的优点，也有部分二者方式的不足。优点是：通过体外循环支持，心脏前、后负荷明显减轻，心脏做功及心脏氧耗明显下降，手术时发生心肌缺血及心肌梗死的可能性明显降低。心脏缩小有利于心脏搬动，有利于解剖冠状动脉及吻合操作。升主动脉近端吻合时压力也明显降低，有利于防止升主动脉吻合相关并发症的发生。相对不足是：需行升主动脉插管，也需行体外循环转流，会引起体外循环下导致的相关并发症及全身炎症反应。在手术过程中，需维持心脏一定负荷及持续搏动，一旦发生心搏骤停，则需转为 on-pump CABG，或在室颤、中 - 低温、全流量下行 on-pump CABG。

此类方法有利于在 OPCAB 搭桥过程中转为 on-pump CABG，同时可应用于严重左主干分叉血管病变（狭窄 ≥ 95%）、心功能较差、左心室巨大及冠状动脉解剖困难不宜行 OPCAB 的患者。

三、非体外循环冠状动脉旁路移植术

1991 年，阿根廷的 Benetti 医师首次完成了非体外循环冠状动脉旁路移植（OPCAB）手术，直到 1999 年左右，由于心脏组织固定器的发明，如 Octopus、CTS、Genzyme 及 MEDOS，OPCAB 技术得到快速发展及广泛应用，其手术量也明显增加，占 CABG 的比例明显增高。中国 2018 年 CABG 手术总量约 4.7 万例，其中 OPCAB 约占 60%。OPCAB 手术的安全性及有效性得到了更多研究的证明，Coronary 研究纳入 4 752 名 CABG 患者，随机对比 on-pump CABG 与 OPCAB，其结果显示两者术后 30 天内复合终点事件（死亡、心肌梗死、脑卒中或新发需要透析的肾衰竭）无明显差异。但 OPCAB 组术后发生急性肾损伤的相对风险

下降17%(终点定义为30天内血肌酐升高≥50%)。30天内,OPCAB患者输血较少,需要二次开胸止血者更少,发生呼吸系统并发症者更少。OPCAB组比on-pump CABG组搭桥支数少(3.0 vs. 3.2),但其均数也达到3支。其他众多的观察性研究也显示,两者在心脏完全再血管化、桥血管数量及质量方面无差别。OPCAB与on-pump CABG相比,虽在围手术期病死率、心肌梗死及近中期主要心血管事件方面无明显差异,但术后早期并发症的发生率明显下降,同时可减少出血及输血率,降低伤口感染风险,减少术后心房颤动的发生,降低心肌损伤指标,同时缩短呼吸机支持时间,缩短住院天数。二者30天再血管化率(包括再次PCI及CABG)均非常低(0.7% vs. 0.2%),均处于可接受水平。1年后二者之间在病死率、非致死性脑卒中及心肌梗死、肾衰竭及继发的再次再血管化率等方面无差别,在生活质量及神经认知方面也无差别。Coronary研究5年随访结果显示,两种术式复合终点事件(死亡、脑卒中、心肌梗死、肾衰竭、再次再血管化治疗)发生率相似。

四、微创小切口非体外循环冠状动脉旁路移植术

1. **微创冠状动脉旁路移植术** 微创冠状动脉旁路移植(MIDCAB)是在OPCAB技术上发展起来的,1991年Benetti医师进行了首例MIDCAB手术,行LIMA-LAD吻合。近年来,随着OPCAB技术的发展及手术量的增加,MIDCAB手术数量及手术方式均有一定的发展。行左侧开胸小切口,腔镜辅助下获取LIMA,直视下行左侧冠状动脉血管搭桥,包括左前降支、回旋支及对角支等,形成腔镜辅助下冠状动脉旁路移植术(endoscopy assisted coronary artery bypass,endoACAB),但此切口对右冠状动脉处理困难。

2. **胸骨下段小切口冠状动脉旁路移植术** 胸骨下段倒L形小切口搭桥治疗多支血管病变,搭桥可到左前降支、回旋支及右冠状动脉所有靶血管,取得较好的安全性及有效性,但此切口对于有高位钝缘支及中间支的靶血管处理困难。

3. **微创多支血管冠状动脉旁路移植术** 对于冠状动脉多支血管病变的治疗,CABG仍然是再血管化的"金标准",但仍然存在一些胸骨正中开胸的缺陷和问题,如胸骨哆开或胸骨感染、术后持续的不适感等。在大多数中心,微创冠状动脉旁路移植仅局限于单支血管的再血管化,如MIDCAB、RACAB、TECAB均属于单支血管微创冠状动脉旁路移植术。微创多支血管冠状动脉旁路移植术(MICS CABG)由Ruel等在2005年提出,MICS CABG通过侧开胸微创小切口行多支冠状动脉的旁路移植,能够在实现完全再血管化的同时,降低术后输血率、术后胸骨感染发生率,缩短住院时间,更快地恢复体力活动。2009年,McGinn等的双中心前瞻性研究纳入了450例患者,报道了MICS CABG的安全性和有效性,95%的患者进行了完全再血管化,平均桥血管数量为(2.1±0.7)支,转为胸骨正中开胸率为3.8%,手术病死率为1.3%。2014年,Ruel等对89例行MICS CABG的患者进行了一项前瞻性研究,平均桥血管数量为3.0,术后6个月CTCA提示:所有桥血管的通畅率为92%,LIMA的通畅率为100%。同年,McGinn对75岁及以上患者的一项配对研究对比了61例行MICS CABG和98例行标准OPCAB的患者,经过5年随访,Kaplan-Meier生存曲线表明,与标准OPCAB相比,MICS CABG组整体存活率显著提高。最近,一项印度的回顾性研究,对

819 例行 MICS CABG 的患者使用双侧乳内动脉,取得了优良的临床结果,手术病死率为 0.7%,转为胸骨正中开胸率为 0.4%,平均住院时间为 3.1 天。正在进行的 MIST 研究是第一个比较 MICS CABG 和传统 CABG 术后患者生活质量的前瞻性研究,这项研究的结果可能增强患者选择 MICS CABG 的意愿性,增加医疗机构和外科医师对适合的患者行 MICS CABG 的决断性。综上,虽然 MICS CABG 的学习曲线较长,手术操作时间增加,但是避免胸骨正中开胸的益处大于其以上缺点,MICS CABG 将有可能会成为冠心病治疗的重要选择。

五、复合冠状动脉血运重建术

复合冠状动脉血运重建术(HCR)包含了外科 MIDCAB 和内科 PCI 两种手术方式,融合了心脏内、外科的优势。通过 MIDCAB 手术方式完成 LIMA-LAD 吻合,其 10 年通畅率高达 95% 以上。药物洗脱支架(DES)置入非 LAD 冠状动脉的中远期通畅率与 SVG 桥血管相似。因此,对于部分患者可通过 HCR 技术完成心肌血运重建。1966 年,Angelini 报道了首例 HCR 手术,证实了 HCR 技术治疗冠心病的可行性。HCR 技术保留了两种方式的技术优势,即 LIMA-LAD 长期高通畅率和 PCI 技术的创伤小,同时又避免了两种技术的不足,如 OPCAB 的胸骨正中开胸的巨大创伤及常规 CABG 的体外循环损伤,也避免了 LAD 分叉病变、长病变支架置入后远期效果不佳等问题。

HCR 可分为"一站式"和"分站式"。"一站式"HCR 在杂交手术室同期完成 MIDCAB 及 PCI 手术操作。外科医师先通过 MIDCAB 行 LIMA-LAD 吻合,随后介入医师完成非 LAD 冠状动脉 PCI 手术,优点在于同期完全再血管化、减少费用、缩短住院时间;不足在于抗凝治疗引起的出血及术后炎症反应引起支架血栓风险增加。国内胡盛寿院士 2007 年率先开展了此项技术。"分站式"HCR 手术,可先行 PCI 后行 MIDCAB,这种方式主要针对非 LAD "罪犯"血管引起的急性冠脉综合征(ACS)患者,不足在于抗血小板治疗会增加 MIDCAB 的出血风险,停用抗血小板治疗再手术可增加支架内血栓形成的概率。另一种方式是先行 LIMA-LAD 搭桥,再行 PCI,优点在于行 PCI 时,有 LIMA-LAD 血供保护,较为安全;不足是 LIMA-LAD 搭桥围手术期其他血管也有缺血的可能,且 LIMA-LAD 吻合后多久可行 PCI 治疗目前尚无共识。

六、机器人辅助下／全机器人冠状动脉旁路移植术

机器人辅助下冠状动脉旁路移植术(RACAB)是在机器人辅助下完成左乳内动脉(LIMA)和／或右乳内动脉(RIMA)的获取,然后再在直视下行靶血管和桥血管的吻合。而全机器人冠状动脉旁路移植术(TECAB),胸壁无切口,在完全非直视下通过操纵机器人完成 LIMA-LAD 的吻合。以上两种手术方式在吻合过程中均可使用或不使用体外循环。1999 年,Mohr 等首先报道了此类手术。2004 年,美国 FDA 同意认证达芬奇机器人技术用于 TECAB 手术,全球迄今共完成了约 2 500 例 TECAB 手术,其优点在于微创、出血少、恢复快、并发症发生率低,其有效性及安全性得到认可;不足是学习曲线较长、费用较高、设备

昂贵。由于 PCI 技术的发展,符合单一 LAD 搭桥的病例数有限,因此除美国、日本及欧盟国家,其他地区的达芬奇机器人手术数量只占 7%。国内 2007 年由高长青院士首先报道了 TECAB 手术。

第三节　手术方式的选择

一、传统冠状动脉旁路移植术的策略选择

on-pump CABG、on-pump beating heart CABG 及 OPCAB 均属于较为传统的冠状动脉旁路移植手术方式,手术的目的在于恢复心肌的有效血供,防止心血管事件的发生、缓解症状、改善生活质量及延长生命,以上几种手术方式各有优点和不足。选择何种手术方式,需要根据医师团队的技术水平和患者病情的具体状况综合考虑。on-pump beating heart CABG 主要是在几种手术方式中转换应用,特别是在 OPCAB 及 MIDCAB 中,约有 8% 的 OPCAB 患者需要转为 on-pump CABG 手术,此手术也适合早期学习 OPCAB 的术者。

绝大多数需行 CABG 的患者,都可采用 on-pump CABG 或 on-pump beating heart CABG。对于以下情况的患者,更加推荐进行 OPCAB。

1. 患者高龄,有脑卒中病史,合并有慢性肺病、肾功能不全、外周血管病变、颈动脉狭窄及升主动脉钙化。

2. 心脏无明显扩大,心功能尚可。

3. 靶血管条件尚可。

4. 有足够 OPCAB 经验的团队,包括术者、麻醉医师、护士及体外循环师等。

二、微创冠状动脉旁路移植术的策略选择

对于行 MIDCAB 的患者,部分可在胸腔镜辅助下获取 LIMA,也可行 RA 或 SVG 与 LIMA 端侧 Y 形吻合,对 LAD、对角支和 / 或 LCX 靶血管进行搭桥。部分桥血管的近端借助近端吻合装置,也可吻合在升主动脉上,此手术方法难以行右冠状动脉靶血管搭桥。此手术方法需单肺通气,因此对肺功能的要求也较高,大多数心功能差、心脏明显扩大或靶血管病变弥漫、血管直径细小者,均不适合。

胸骨下段小切口非体外循环冠状动脉旁路移植术,可行单支、双支或多支血管病变搭桥。对于多支血管病变患者而言,如有需搭桥的中间支和 / 或高起源的钝缘支,则此种方法不能完成搭桥手术。

对于 MICS CABG 手术患者的选择,目前适应证仍然较窄。主要应用于:①希望早日恢复正常活动的患者,胸骨感染高危患者;②高龄患者,无法耐受正中开胸;③年轻患者(使用双侧乳内动脉);④行 HCR 时;⑤患者对切口美观有需求。

更需要严格掌握其禁忌证：①靶血管细小弥漫；②急诊搭桥（AMI，血流动力学不稳定）；③严重的胸廓畸形；④缺血性心肌病（射血分数值过低，心肌扩张）；⑤严重的慢性阻塞性肺病；⑥重度肥胖。

三、复合冠状动脉血运重建术的策略选择

对于部分 CABG 患者，特别是合并有升主动脉钙化、慢性肾功能不全、慢性阻塞性肺病者，不能耐受体外循环者，LAD 病变不适合行 PCI 者，非 LAD 靶血管条件差（但适合 PCI）者，桥血管材料不足等，可考虑行 HCR 手术。

行 HCR 手术治疗的患者 LAD 远端血管直径应 ≥ 1.5mm，其他靶血管可行 PCI 治疗。对于部分 ACS 患者，可先行 PCI 解决"罪犯"血管，再择期行 LIMA-LAD 吻合。

四、机器人辅助下 / 全机器人冠状动脉旁路移植术的策略选择

RACAB/TECAB 适合单纯 LAD 血管病变，且 LAD 远端血管直径尚可（≥ 1.5mm）的患者，部分双支或多支血管病变患者。但因其学习曲线长、设备昂贵，对病例的选择更为严格，在某种程度上，特别是在发展中国家限制了此项技术的发展及应用。

近年，随着 PCI 技术的进一步发展及老年人口比例的不断增加，搭桥患者出现以下一些新的特点。

1. 病情更加严重，大多数是 STEMI 及非 ST 段抬高心肌梗死（non-ST segment elevation myocardial infarction，NSTEMI）患者，左主干病变、多支血管病变、弥漫性血管病变、心功能低下的患者增多。

2. 多数患者术前接受过 PCI 等血管重建手术。

3. 其他合并症更多，如糖尿病、脑卒中、慢性肾功能不全、慢性肺病、外周血管疾病等。

上述特点的出现将使 OPCAB 的应用逐渐增加。此外，随着微创技术的发展和进步，以及越来越充足的循证医学证据，微创冠状动脉旁路移植亦越来越受到医师和患者的青睐，特别是融合了 PCI 和 MIDCAB 各自优势的复合冠状动脉血运重建术，在今后将会占据更多的比重。

（苏丕雄　李东杰）

参考文献

［1］苏丕雄. 非体外循环冠状动脉旁路移植术 [M]. 北京: 人民卫生出版社, 2017: 70-73.

［2］ALAMANNI F, DAINESE L, NALIATO M, et al. On-and off-pump coronary surgery and perioperative myocardial infarction: an issue between incomplete and extensive revascularization [J]. Eur J Cardiothorac Surg, 2008, 34 (1): 118-126.

［3］DIEGELER A, BÖRGERMANN J, KAPPERT U, et al. Off-Pump versus on-pump coronary-artery bypass grafting in elderly patients [J]. N Engl J Med, 2013, 368 (13): 1189-1198.

［4］ NISHI H, SAKAGUCHI T, MIYAGAWA S, et al. Optimal coronary artery bypass grafting strategy for acute coronary syndrome [J]. Gen Thorac Cardiovasc Surg, 2014, 62 (6): 357-363.

［5］ 苏丕雄, 高杰, 刘岩, 等. 体外循环与非体外循环下冠脉搭桥手术效果的比较 [J]. 北京医学, 2006, 28 (5): 257-259.

［6］ LAMY A, DEVEREAUX P J, PRABHAKARAN D, et al. Off-pump or on-pump coronary-artery bypass grafting at 30 days [J]. N Engl J Med, 2012, 366 (16): 1489-1497.

［7］ LAMY A, DEVEREAUX P J, PRABHAKARAN D, et al. Effects of off-pump and on-pump coronary-artery bypass grafting at 1 year [J]. N Engl J Med, 2013, 368 (13): 1179-1188.

［8］ LAMY A, DEVEREAUX P J, PRABHAKARAN D, et al. Five-Year Outcomes after Off-Pump or On-Pump Coronary-Artery Bypass Grafting [J]. N Engl J Med, 2016, 375 (24): 2359-2368.

［9］ SHEN L, HU S, WANG H, et al. One-stop hybrid coronary revascularization versus coronary artery bypass grafting and percutaneous coronary intervention for the treatment of multivessel coronary artery disease: 3-year follow-up results from a single institution [J]. J Am Coll Cardiol, 2013, 61 (25): 2525-2533.

［10］ HARSKAMP R E, BRENNAN J M, XIAN Y, et al. Practice patterns and clinical outcomes after hybrid coronary revascularization in the United States: an analysis from the society of thoracic surgeons adult cardiac database [J]. Circulation, 2014, 130 (11): 872-879.

［11］ 顾松, 苏丕雄, 刘岩, 等. 胸骨下段小切口和全胸骨切口 OPCABG 治疗三支血管病变对比研究 [J]. 中华胸心血管外科杂志, 2016, 1 (32): 25-27.

［12］ NAMBIAR P, KUMAR S, MITTAL C M, et al. Minimally invasive coronary artery bypass grafting with bilateral internal thoracic arteries: Will this be the future? [J]. J Thorac Cardiovasc Surg, 2018, 155 (1): 190-197.

［13］ RUEL M, UNE D, BONATTI J, et al. Minimally invasive coronary artery bypass grafting: is it time for the robot? [J]. Curr Opin Cardiol, 2013, 28 (6): 639-645.

［14］ 杨明, 高长青. 机器人心脏手术的应用现状 [J]. 中国微创外科杂志, 2012, 12 (7): 586-593.

第六章
冠状动脉血运重建内科基本治疗方式

第一节 经皮冠状动脉介入治疗技术

1977 年 9 月，德国医师 Andreas Gruentzig 首次成功实施经皮腔内冠状动脉成形术（PTCA），开启了冠心病介入治疗的新纪元。但 PTCA 术后由于弹性回缩、新生内膜增生、收缩性重构等各种原因导致其急性血管堵塞和再狭窄率高达 30%~50%。为了克服这一缺点，1986 年法国医师 Sigwart 首次在人体冠状动脉内置入金属裸支架（bare metal stent，BMS），通过提供机械支撑减少冠状动脉的弹性回缩，降低了冠状动脉再狭窄的发生率。但由于术后平滑肌细胞过度增殖，使支架内再狭窄发生率维持在 20%~30%。因此，第一代药物洗脱支架（DES）应运而生，其代表为西罗莫司药物涂层支架（Sirolimus eluting stent，SES）和紫杉醇药物涂层支架（Paclitaxel eluting stent，PES）。与 BMS 相比，第一代 DES 通过局部持续释放抗增殖药物，抑制平滑肌细胞过度增殖，降低了支架内再狭窄和血运重建的发生率。但随着研究的不断深入，DES 晚期不良事件逐渐凸显。越来越多的证据表明，与 BMS 相比，SES 和 PES 尽管心源性死亡和心肌梗死发生率相似，但增加了极晚期支架内血栓（>1 年）形成的风险。Wenaweser 等研究表明，置入 SES 和 PES 的患者 4 年后晚期和极晚期支架内血栓的发生率高达 3.3%，这主要与 DES 表面覆盖的聚合物涂层引起持续的炎症反应有关；此外，支架贴壁不良、支架断裂、新发的动脉粥样硬化也是罪魁祸首之一。鉴于第一代的问题，第二代 DES 的代表为佐他莫司药物涂层支架（Zotarolimus eluting stent，ZES）和依维莫司药物涂层支架（Everolimus eluting stent，EES），采用了较薄的合金支架平台和生物相容性更好的聚合物涂层以减少再狭窄的风险并提升其安全性。可降解的聚合物涂层支架的多聚体可在一定时间内降解，避免了聚合物长期残留引起的炎症反应和致栓作用，降低了极晚期支架内血栓的风险。

一、金属裸支架

金属裸支架的引入是 PCI 技术的重要发展。支架置入可消除血管后坐力，从而获得比球囊扩张更大的急性增益，并固定可能会阻碍血流的解剖斑块和组织，从而稳定急性手术结果。此外,冠状动脉支架阻止了后期的狭窄重塑,这是球囊血管成形术后再狭窄的主要因素。金属裸支架主要有两种类型:自扩张式支架,由在装置递送后移除的护鞘约束;球囊扩张式支架,裸露地安装在球囊血管成形术导管上,将该导管充气以展开装置。由于自扩张式支架的技术局限性及其引起更大的内膜增生的趋势,现在将球囊扩张式支架用于几乎所有冠状动脉支架手术。在瑞士洛桑进行临床前研究之后,第一例人体金属裸支架病例是法国的 Puelin Toulouse 于 1986 年使用的可自我扩张的支架。最初,在球囊血管成形术失败的患者中使用了金属裸支架,在这些病例中,再狭窄率明显低于不成功的球囊血管成形术。然而,支架内血栓的形成是该操作主要的局限性,早期研究报道发生率高达 20%。1994 年,两个中等规模的多中心随机试验显示,与血管成形术相比,球囊扩张的 Palmaz-Schatz 金属裸支架治疗效果更佳。

这些试验中支架的血栓形成率很高,并且强力的抗凝方案增加了出血和血管并发症的发生率。最终,在阿司匹林中加入抗血小板药噻氯匹定显著降低了早期支架内血栓形成的速度,并允许中至长期口服抗凝治疗,从而减少了出血。此外,冠状动脉内成像技术的发展扩大了病变选择、促进了支架置入的改善。这些进展,加上桡动脉(优先于股动脉)血管通路的引入,使接受 PCI 治疗的患者疗效得到显著改善。支架通常由连接器连接的一系列金属构成,最初由不锈钢制成,现在大多数当代支架都是由钴或铂铬合金制成的,并且支杆的高度和宽度都逐渐变小。随机实验显示,与类似设计的粗支杆相比,细支杆支架具有较低的再狭窄率,这可能是由于其血管壁创伤较少,以及支杆支架较薄可更快速地重新内皮化。

二、药物洗脱支架

佐他莫司药物涂层支架由 Medtronic 公司研制,于 2008 年 2 月获得美国 FDA 许可进入临床使用,包括第一代的 Endeavor ZES 和第二代的 Esolute ZES,均采用了钴铬合金作为支架平台,使支架可以做得更加纤细,支架厚度仅有 91μm。Endeavor 采用磷酰胆碱作为聚合物,其与红细胞外膜结构相类似,亲水性强,生物相容性好,血管炎症反应和致栓性低,较容易发生血管内皮化。佐他莫司是一种半合成的西罗莫司衍生物,作用机制与西罗莫司相同,但其亲脂性更强,有利于通过血管细胞壁进入组织细胞内发挥效应。ENDEAVOR IV 临床试验表明,与紫杉醇药物涂层支架相比,Endeavor 减少了极晚期(1~3 年)支架内血栓(0.1% $vs.$ 1.6%,$P=0.004$)、心肌梗死(2.1% $vs.$ 4.9%,$P=0.005$)和心源性死亡(3.6% $vs.$ 7.1%,$P=0.004$)的风险。但 Park 等研究表明,Endeavor 术后 1 年内靶病变血运重建(4.9% $vs.$ 1.4%,$P<0.001$)、靶血管血运重建(5.2% $vs.$ 1.8%,$P<0.001$)和支架内血栓(0.7% $vs.$ 0%,$P=0.02$)的发生率高于西罗莫司药物涂层支架,考虑其原因应该与磷酰胆碱释放药物速度过快(10 天内释放达总量的 80%)有关。因此,Resolute 采用了新型的 BioLinx 聚合物涂层(包含亲脂性的丙烯酸甲酯聚合物和水溶性的乙烯吡咯烷酮聚合物),减慢了药物的释放速度,60 天内释放药物总量的 80%,大大延长了释放周期。Talarico 研究发现,改良后的 Resolute 较 Endeavor 减少了靶病变血管血运重建的风险(10.3% $vs.$ 3.4%,$P=0.01$)。

依维莫司药物涂层支架由 Abbott Vascular 公司研制,于 2008 年 7 月获得美国 FDA 许可使用于临床,包括第一代的 Xience-V 和第二代的 Promus Element,支架平台分别采用钴铬合金和铂铬合金作为材料,厚度仅有 81μm,是所有 DES 里最薄的。聚合物涂层包括表面亲水性的含氟聚合物(提供生物相容性)和核心亲脂性的丙烯酸甲酯聚合物(携载药物),30 天内释放药物总量的 80%。依维莫司也是半合成的西罗莫司衍生物,其作用机制相同,但亲脂性更强。在多个随机对照试验中,Xience-V 相比于紫杉醇药物支架降低了血运重建、心肌梗死和支架内血栓的发生率。与西罗莫司药物支架相比,两者出现全因或心源性死亡、心肌梗死、再次血运重建的风险类似,但 Xience-V 却明显降低了术后 2 年内支架内血栓的发生率(0.2% $vs.$ 0.9%,P=0.02)。

第一代 DES 减少了反应性血管平滑肌细胞的增生,但其生物相容性过低导致晚期和极晚期支架内血栓风险增大;第二代 DES 采用了高生物相容性的多聚体涂层,降低了血运重建和晚期支架内血栓的发生率,但永久性聚合物涂层会导致持续慢性炎症和过敏反应。因此,研究人员发明了可降解的聚合物涂层支架,这种支架的多聚体在药物释放完毕后的一定时间内降解,避免了聚合物长期残留引起的炎症刺激,降低了极晚期支架内血栓的风险。

三、药物涂层球囊

药物涂层球囊(drug coated balloon,DCB)是将普通球囊成形技术(plain of balloon angioplasty,POBA)与药物洗脱技术结合,将抑制细胞增生的药物附着在球囊表面,膨胀过程中将球囊上的药物输送到病变局部的血管壁内,达到抑制平滑肌细胞增生的作用,防止血管再狭窄。DCB 上的赋形剂,如碘普罗胺,有助于药物保留在球囊上,在输送过程中,提供药物对血管壁的黏附力,并促进药物在组织中的沉积。紫杉醇的亲脂性可确保细胞快速吸收,且分布均匀,从而对平滑肌细胞具有持久的作用。与 DES 相比,DCB 具有无体内异物残留、无支架内血栓形成、双联抗血小板时间短、出血风险小等优点。

在所有研究中都使用了两种主要的治疗方法。在联合治疗方法中,首先进行 DCB 血管成形术,然后置入 BMS 或 DES,而在"介入无置入策略"中,进行 DCB 血管成形术,置入支架仅作为补救性治疗方案。

四、生物可吸收支架

生物可吸收支架(bioresorbable vascular scaffolds,BVS)被誉为冠状动脉介入治疗的第四次革命。由于其可在特定的时间内完全降解,使恢复血管生理功能、扩张性重构及二次手术成为可能,最终达到完全恢复的理想化状态。生物可吸收支架不仅要求在植入的初期达到机械支撑效果和药物控释作用从而避免狭窄的血管弹性回缩,还能在特定的时间内完全降解从而避免不良反应。目前研究较多的两类生物可吸收支架是生物可吸收聚合物材料支架和生物可吸收金属材料支架。前者主要代表为左旋聚乳酸(PLLA)、聚乙二醇酸 / 聚乳酸(PGA/PLA)支架等;后者主要为生物可吸收镁合金支架。左旋聚乳酸是最常使用的可吸收支架材料,其具有径向强度大、降解产物无毒等特点,其径向强度可与目前市场上广泛应用的药物洗脱金属支架相媲美,代谢产物是乳酸,最终降解为二氧化碳和水,降解完全需要1~3年。

生物可吸收镁合金支架不仅具有强大的力学强度和超薄的支架厚度,而且在其降解过程中产生的负电荷具有抗血栓形成的作用。其降解释放的镁离子浓度远远低于血浆镁含量,并不会对人体产生影响,降解完全需要2~12个月。生物可吸收镁合金支架——DREAMS支架由德国百多力(Biotronik)公司生产,主要由镁合金构成,4个月可降解完全。最初的镁合金支架虽然没有增加1年后的病死率和心肌梗死发生率,但是4个月后靶病变血管的血运重建率高达23.8%、1年后晚期节段管腔丢失率达26.7%,考虑其原因主要为支架降解速度太快及内膜增生所致。第一代DREAMS支架改进了支架的力学设计并加入了紫杉醇,靶病变血管的血运重建及晚期管腔丢失较前有所改善但仍不理想。第二代DREAMS支架不仅进一步改进镁合金骨架的设计,而且加入了聚合物涂层、西罗莫司和左旋聚乳酸,从而减缓了支架的降解速度。但令人意外的是,第二代支架并没有明显改善晚期管腔丢失的情况。也许随着技术的进步,可吸收镁合金支架在将来能取得突破性的进展。

ABSORBTM生物可吸收支架由美国雅培(Abbott)公司设计,于2011年通过欧洲药品管理局(European Medicines Agency,EMA)批准上市。该支架以左旋聚乳酸为骨架、右旋聚乳酸(PDLA)为聚合物涂层、依维莫司为药物,完全降解需要3年时间,聚合物最终可完全代谢为乳酸、水和二氧化碳。Stone等的meta分析结果表明,与Xience-V相比,BVS增加了靶血管相关心肌梗死的发生率(RR=1.45),但两者具有相同的面向患者的复合终点、面向设备的复合终点、全因或心源性死亡率及靶病变血运重建发生率。DES的出现使得冠心病的非药物治疗获得飞跃发展,与金属裸支架相比,药物支架降低了支架内再狭窄和血运重建的发生率,但药物支架的永久残留阻止了靶病变的修复,造成局部炎症反应和过敏反应长期存在,其安全性引发了人们的担忧。

ABSORB II实验结果表明,使用ABSORB生物可吸收支架与常规金属依维莫司洗脱支架相比,在3年时通过血管造影测量血管对硝酸甘油的舒张反应并没有改善,通过晚期管腔丢失的替代终点评估的抗再狭窄功效不如生物可吸收支架。ABSORB II研究是迄今为止规模最大的使用生物可吸收支架的随机实验。研究发现,生物可吸收支架与依维莫司洗脱支架相比,在1年时的目标病变失败率相当。然而生物可吸收支架在1年内明确或可能发生的装置血栓形成的发生率在数值上更高。在2年时,生物可吸收支架与依维莫司洗脱支架相比,靶病变失败率和靶血管心肌梗死发生率更高,而生物可吸收支架对设备血栓形成的影响则无统计学意义。然而多项研究分析显示,生物可吸收支架较金属药物洗脱支架具有更高的血栓形成风险。

第二节　药物涂层球囊扩张

"介入无置入策略"在理论上具有在血管中不残留金属及不损害血管解剖结构的优势。使用该策略的著名研究包括：PICCOLETO（紫杉醇洗脱药物球囊与紫杉醇洗脱支架在小冠状动脉疾病中的应用），BASKET-SMALL 2（药物涂层球囊与药物洗脱支架在小血管介入治疗中的研究），BELLO（药物洗脱球囊和晚期管腔丢失研究），RESTORE SVD（评估RESTORE 紫杉醇洗脱药物球囊与 RESOLUTE Zotarolimus 洗脱支架治疗小冠状动脉的疗效和安全性研究），REVELATION（比较紫杉醇涂层药物球囊血管成形术与药物洗脱支架在急性心肌梗死的再血管化研究）。除 REVELATION 研究外，以上研究大多数都是针对小血管疾病进行的。

不管介入的类型如何，小血管疾病都具有较高的再狭窄率，DCB 在该亚组中的优势在于：金属支架小梁不会进一步减小管腔，并且紫杉醇有持续减少新内膜增生的能力。BASKET-SMALL 2 是迄今为止有关小血管冠状动脉疾病的最大研究。他们将 SeQuent Please DCB 与曾经的依维莫司 DES 或 Taxus DES 进行了比较。这项研究得出的结论是，术后 12 个月随访，在主要不良心脏事件（MACE）的发生率上，DCB 并不逊于 DES。RESTORE SVD 将 Restore DCB 与佐他莫司 DES 进行比较，结果表明，对于狭窄百分比的主要终点，DCB 不逊于新一代 DES（11.0% $vs.$ 7.5%，非劣效性 $P<0.001$），在 12 个月的随访中，与 DES 相比的临床或血管造影差异无显著性。

PICCOLETO Ⅱ 研究使用了最新的 Elutax SV DCB，在 6 个月时与 DES 相比，晚期管腔损失方面 DCB 表现更好，并且临床结果可接受。

除 PICCOLETO 研究外，所有涉及小血管疾病的研究均显示了 DCB 的益处。由于DCB 组的主要不良心脑血管事件发生率高，该研究被提前终止，可能是由于第一代 Dior DCB 洗脱了较低浓度的紫杉醇，表明了赋形剂在 DCB 中的重要性。此外，病变预处理不充分（仅 25% 已预先扩张）也是可能的原因。未来的 DCB 实验需要的是精心设计、严格纳入和程序标准的随机临床试验，DES 由于其简单性和易用性已被广泛安全使用。DCB 在高血栓负荷和炎症状态期间显示出另一个潜在优势。在高峰炎症状态时，如 STEMI 中 DCB的局部药物递送在保留内皮功能方面具有许多潜在优势，例如，较少的不良反应和药物的均匀给药降低了血栓形成的风险。REVELATION 试验在 STEMI 患者中进行了大冠状动脉疾病的应用研究，比较了使用 Pantera Lux 球囊的 DCB 血管成形术与西罗莫司或以往的DES。在 9 个月的随访中，DCB 在晚期管腔损失和临床结局方面无显著差异。Gobic 等在STEMI 患者中进行了另一项研究，也在 6 个月的随访中显示出相似的结果。尽管在急性ST 段抬高心肌梗死药物洗脱球囊的使用中，DCB 的实验出于安全原因已过早停止，但REVELATION 和 Gobic 显示临床和血管造影结果无差异。在急性 ST 段抬高心肌梗死病例的治疗中,立即获得稳定的结果至关重要。在这些高风险情况下,当前的证据不支持使用 DCB。

第三节 经皮冠状动脉介入治疗特殊器械应用

一、血管内超声

血管内超声成像(IVUS)仪器主要由 3 个部件组成:IVUS 超声导管、导管回撤系统和超声主机。根据超声导管晶体换能器结构的不同分为两种:机械旋转型和电子相控阵型。当电流通过超声导管上的超声传感器时,压电晶体产生形变而发射超声信号,超声信号遇到声阻抗不同的血管组织时会产生反射和散射,反射回来的超声信号碰击压电晶体时产生电信号,电信号传递到图像处理系统。根据往返时间和在介质中的传播速度得到目标点的位置,以不同的灰阶显示回波信号的强弱,生成冠状动脉血管横截面超声图像,匀速回撤超声导管,形成了 IVUS 超声图像序列。超声导管的空间分辨力和对比度分辨力决定了 IVUS 的图像质量。超声压电换能器的频率越高则波长越短、分辨率越好则穿透力越差,但由于血细胞散射噪声,使得血管腔内和血管壁的界面对比度减少,区分血管腔内和血管壁困难,实际图像质量差,所以一般的血管内超声换能器频率为 20~40MHz。正常血管的 IVUS 图像是超声导管位于血管中央,周围依次为血管管腔及血流、致密回声的内膜、低回声的中膜和高致密回声的外膜。

冠状动脉粥样硬化斑块在 IVUS 中表现为不同回声强度的信号,以此区分软斑块、纤维斑块、钙化斑块和混合斑块。其斑块回声强度表现为软斑块 ≤ 纤维斑块 ≤ 钙化斑块。①软斑块是低回声斑块,通常代表病变斑块富含较多的脂质成分,也可能是坏死组织;②纤维斑块回声强度中等,纤维组织含量越多,回声强度越高;③钙化斑块是带有声影的强回声斑块,强回声造成其后方组织的回声阴影;④混合斑块是指含有不同比例的纤维斑块、软斑块、钙化斑块等。纤维组织含量高的纤维斑块易与钙化斑块混淆,可以通过高亮斑块后方有无声影加以区分。此外,在 IVUS 中表现较特殊的冠状动脉粥样硬化斑块即易损斑块,其纤维帽薄(<65μm)、脂核大,容易破裂并导致血栓形成,是急性冠状动脉事件发生的一个极高危因素。通过 IVUS 早期发现易损斑块,对斑块进行干预和治疗,在预防急性冠状动脉事件的发生方面有重大的临床实践意义。

冠状动脉临界病变是指冠状动脉造影狭窄程度>40% 且<70% 的病变,亦称为中等程度狭窄。冠状动脉造影因其局限性会低估病变,而 IVUS 可以观察血管结构、斑块性质和斑块负荷,可以更准确地评估病变的严重性。Abizaid 等和 Briguori 等的研究显示非左主干病变最小管腔面积(minimum lumen area,MLA)≥ 4mm² 可以延迟介入治疗。在 354 例左主干临界病变的研究中,MLA>6mm² 有较低风险的主要不良心血管事件,可以推迟 PCI 介入治疗。最近的一项研究显示,单一通过 MLA 作为介入治疗的标准可能会增加介入干预患者的比例。对于临界病变,血管内超声需结合 MLA、病变血管长度、斑块负荷情况及患者临床症状综合评估之后再判断是否需要行血管血运重建,以减少不良心血管事件的发生。

冠状动脉钙化病变分为内膜钙化、外膜或斑块基底部钙化。冠状动脉造影能够检出严重的外膜钙化,但对于内膜浅层钙化及钙化小结的检出率比较低。研究表明,IVUS 对钙化病变的检出率明显高于冠状动脉造影。对于严重狭窄的病变血管,在 IVUS 辅助下行介入治疗能提早发现在冠状动脉造影时未检出的钙化斑块,对钙化斑块严重程度进行评估并选择相应的处理方式。严重的环形浅层内膜钙化如同坚硬的钢环一般紧箍在血管内壁上,直接行介入治疗,不仅球囊通过病变困难,即使勉强通过球囊也会难以扩张、增加球囊破裂及血管撕裂的概率。严重环形钙化需联合冠状动脉内旋磨术将钙化斑块磨成细小颗粒,从而达到扩大管腔、平滑管腔、改变血管顺应性、减少血管弹性回缩的效果。通过 IVUS 能够测量管腔直径,从而指导临床选择合适的旋磨头,减少介入并发症,避免过大的旋磨头引起内膜撕裂、无血流及血管破裂。旋磨结束后,IVUS 可以再次评估钙化易扩张程度、测量血管的管腔直径、指导临床选择合适的支架尺寸及指导是否进行球囊后扩张,并对球囊后扩张的效果进行评估,避免支架膨胀不全和贴壁不良,降低支架内再狭窄的概率及手术风险。

二、冠状动脉旋磨技术

冠状动脉旋磨技术(rotational atherectomy,RA)最早始于 20 世纪 80 年代,由 David Auth 发明,1988 年由 Fourrier 等首次用于冠心病患者的介入治疗。1993 年,RA 获得美国 FDA 批准。由于应用 RA 后并未改善患者病死率且再狭窄发生率较高,早期应用后该技术的临床应用明显减少。近年来,随着 DES 的应用,支架内再狭窄发生率明显降低,旋磨治疗在介入领域再次成为热点。

RA 是根据选择性切割的原理,利用物理方法选择性地对钙化病变进行旋磨,使其磨成细小的碎屑,碎屑进入血液循环后,被巨噬细胞清除,从而达到去除钙化病变的效果。早期冠状动脉 RA 主要用于消蚀粥样硬化斑块,辅助球囊扩张或支架置入,但高发的再狭窄率和对血管壁的损伤限制了其在临床的广泛应用。随着 DES 的发展,RA 的理念被重新定义为斑块修饰(plaque modification)。斑块修饰强调通过旋磨头打磨钙化斑块之后形成新的通道。一方面,RA 开通的管腔方便后续治疗的器械通过;另一方面,RA 能有效修饰钙化病变,平滑管腔内壁,破坏血管壁内环形钙化带,有利于后续球囊扩张的成功,改善 DES 的膨胀和贴壁。因此,在当前治疗理念改变的情况下,旋磨治疗整体倾向于选择小尺寸的旋磨头,且往往使用一个旋磨头解决问题,简化了手术,提高了 PCI 手术的安全性和效率。

关于旋磨头尺寸的争议始终存在,在斑块消蚀策略时代,需要的旋磨头、血管直径比为 0.6~0.8。在现今斑块修饰策略下,更倾向于选择小尺寸旋磨头。STRATAS 和 CARAT 研究发现,较小的旋磨头、血管直径比(<0.7)可以降低围手术期肌酸激酶同工酶(CK-MB)的水平,而且随着鞘管和介入导管尺寸的减小,减少了出血等并发症。2015 年欧洲旋磨专家共识建议,旋磨头、血管直径比为 0.6,如果需要同时考虑经费问题,对于多数病变,使用 1.5mm

直径的旋磨头多数能达到理想的旋磨效果;更为稳妥的方式是从 1.25mm 直径的旋磨头开始,逐步增大至 1.5mm(常用)乃至 1.75mm(偶尔)直径的旋磨头。2019 年,北美专家旋磨述评推荐使用的最大旋磨头与血管直径比为 0.4~0.6。直径<3.0mm 的血管可选用 1.5mm 的旋磨头,直径>3.0mm 的血管可以从 1.75mm 的旋磨头开始旋磨。对于微导管通过困难的病变,可以从 1.25mm 的旋磨头开始旋磨,成角、迂曲、偏心的病变也可以从小旋磨头开始旋磨。当大的旋磨头不能通过病变或旋磨时转速下降较大时,可以选择小一号的旋磨头。我国专家在总结临床数据和经验的基础上,对旋磨头尺寸的推荐也类似于欧美共识,建议选取旋磨头尺寸为旋磨头、血管直径比<0.6,尤其对无保护左主干病变、心功能不全、60°~90° 成角病变和旋磨导丝通过后的 CTO 等病例,建议初始选择 1.25mm 的旋磨头。

既往旋磨过程的转速推荐为 180 000~200 000 转 /min,但是有研究发现过低转速(<135 000 转 /min)容易出现旋磨头嵌顿,过高转速(>180 000 转 /min)容易增加血小板活性和血栓并发症。因此,欧洲共识推荐旋磨转速控制在 135 000~180 000 转 /min,在此范围内术者可以根据个人习惯调整旋磨头速度。2019 年北美专家旋磨共识指出:安全和成功地使用旋磨头,很大程度上取决于准备工作是否充分。同时,旋磨头的推进方式及转速也可避免并发症,尤其是慢血流、无复流和心肌梗死的关键因素。该综述推荐如下:①旋磨转速 140 000~150 000 转 /min,有些患者可以采取高转速(尽管采取最佳操作旋磨头仍不能通过病变);②应用 "啄食样" 运动平缓推进旋磨头;③单次旋磨时间不超过 20 秒,两次旋磨之间暂停片刻;④避免旋磨降速超过 5 000 转 /min;⑤完成抛光作为消融终点。当常规操作无法通过病变时,可以调高转速,使用小一号的旋磨头,使用支撑力更强的指引导管,或者子母管。另外也提到了最新有研究发现,与常规转速(140 000 转 /min)相比,高转速(190 000 转 /min)慢血流发生率没有明显差异。当前,我国关于旋磨转速对临床预后影响的研究还相对较少,我国专家建议,起始旋磨选择转速 135 000~180 000 转 /min,术者缓慢推送旋磨头接触病变并使旋磨头在病变处作用 2~3 秒。如果重复数次之后旋磨头仍无法完全通过病变处,则可适当提高转速以帮助旋磨头磨通管腔,建议最高转速不要超过 220 000 转 /min。旋磨头磨到病变时会有转速下降,通常可接受的速度下降范围为 5 000~10 000 转 /min。

(张智勇　王乐丰　卢长林　郭宗生)

参考文献

[1] MORICE M C, SERRUYS P W, SOUSA J E, et al. A randomized comparison of a sirolimus-eluting stent with a standard stent for coronary revascularization [J]. N Engl J Med, 2002, 346 (23): 1773-1780.

[2] STONE G W, ELLIS S G, COX D A, et al. A polymer-based, paclitaxel-eluting stent in patients with coronary artery disease [J]. N Engl J Med, 2004, 350 (3): 221-231.

[3] STETTLER C, WANDEL S, ALLEMANN S, et al. Outcomes associated with drug-eluting and bare-metal stents: a collaborative network meta-analysis [J]. Lancet, 2007, 370 (9591): 937-948.

［4］ STONE G W, MOSES J W, ELLIS S G, et al. Safety and efficacy of sirolimus-and paclitaxel-eluting coronary stents [J]. N Engl J Med, 2007, 356 (10): 998-1008.

［5］ SPAULDING C, DAEMEN J, BOERSMA E, et al. A pooled analysis of data comparing sirolimus-eluting stents with bare-metal stents [J]. N Engl J Med, 2007, 356 (10): 989-997.

［6］ WENAWESER P, DAEMEN J, ZWAHLEN M, et al. Incidence and correlates of drug-eluting stent thrombosis in routine clinical practice. 4-year results from a large 2-institutional cohort study [J]. J Am Coll Cardiol, 2008, 52 (14): 1134-1140.

［7］ MCFADDEN E P, STABILE E, REGAR E, et al. Late thrombosis in drug-eluting coronary stents after discontinuation of antiplatelet therapy [J]. Lancet, 2004, 364 (9444): 1519-1521.

［8］ STONE G W, RIZVI A, NEWMAN W, et al. Everolimus-eluting versus paclitaxel-eluting stents in coronary artery disease [J]. N Engl J Med, 2010, 362 (18): 1663-1674.

［9］ PARK D W, KIM Y H, YUN S C, et al. Comparison of zotarolimus-eluting stents with sirolimus-and paclitaxel-eluting stents for coronary revascularization: the ZEST (comparison of the efficacy and safety of zotarolimus-eluting stent with sirolimus-eluting and paclitaxel-eluting stent for coronary lesions) randomized trial [J]. J Am Coll Cardiol, 2010, 56 (15): 1187-1195.

［10］ STEFANINI G G, KALESAN B, SERRUYS P W, et al. Long-term clinical outcomes of biodegradable polymer biolimus-eluting stents versus durable polymer sirolimus-eluting stents in patients with coronary artery disease (LEADERS): 4 year follow-up of a randomised non-inferiority trial [J]. Lancet, 2011, 378 (9807): 1940-1948.

［11］ KAISER C, GALATIUS S, ERNE P, et al. Drug-eluting versus bare-metal stents in large coronary arteries [J]. N Engl J Med, 2010, 363 (24): 2310-2319.

［12］ JENSEN L O, THAYSSEN P, HANSEN H S, et al. Randomized comparison of everolimus-eluting and sirolimus-eluting stents in patients treated with percutaneous coronary intervention: the Scandinavian Organization for Randomized Trials with Clinical Outcome Ⅳ (SORT OUT Ⅳ)[J]. Circulation, 2012, 125 (10): 1246-1255.

［13］ HAUDE M, ERBEL R, ERNE P, et al. Safety and performance of the drug-eluting absorbable metal scaffold (DREAMS) in patients with de-novo coronary lesions: 12 month results of the prospective, multi-centre, first-in-man BIOSOLVE- Ⅰ trial [J]. Lancet, 2013, 381 (9869): 836-844.

［14］ STONE G W, GAO R, KIMURA T, et al. 1-year outcomes with the Absorb bioresorbable scaffold in patients with coronary artery disease: a patient-level, pooled meta-analysis [J]. Lancet, 2016, 387 (10025): 1277-1289.

［15］ LATIB A, COLOMBO A, CASTRIOTA F, et al. A randomized multicenter study comparing a paclitaxel drug-eluting balloon with a paclitaxel-eluting stent in small coronary vessels: the BELLO (Balloon Elution and Late Loss Optimization) study [J]. J Am Coll Cardiol, 2012, 60 (24): 2473-2480.

［16］ MINTZ G S, NISSEN S E, ANDERSON W D, et al. American College of Cardiology Clinical Expert Consensus Document on Standards for Acquisition, Measurement and Reporting of Intravascular Ultrasound Studies (IVUS). A report of the American College of Cardiology Task Force on Clinical Expert Consensus Documents [J]. J Am Coll Cardiol, 2001, 37 (5): 1478-1492.

［17］ WHITLOW P L, BASS T A, KIPPERMAN R M, et al. Results of the study to determine rotablator and transluminal angioplasty strategy (STRATAS)[J]. Am J Cardiol, 2001, 87 (6): 699-705.

第七章
复合冠状动脉血运重建术基本手术方式

第一节 概 念

　　复合冠状动脉血运重建术（HCR）是指结合外科微创冠状动脉旁路移植术（MIDCAB）行左乳内动脉（LIMA）到左前降支（LAD）吻合术与经皮冠状动脉介入治疗（PCI）处理非LAD病变血管，应用于多支血管病变的冠状动脉再血管化的治疗手段，最早于1996年由Angelini等首次报道。HCR将外科冠状动脉旁路移植术（CABG）与PCI两个领域的精华结合在一起，目的是保留LIMA-LAD桥血管长期通畅优势，在完全再血管化的同时，减少外科创伤。根据文献报道，目前世界范围内接受HCR治疗的病例数约为5 000例，在多个常规开展HCR的心脏中心，HCR占同期单纯行CABG手术的比例仅为2%左右。根据目前仍有限的几项临床研究，HCR这种探索性的再血管化策略在合适的患者中具有较好的可行性与安全性，HCR与CABG相比，术后失血、围手术期血液制品使用、术后恢复时间均减少，手术相关并发症发生率相似，术后中期主要不良心脑血管事件（MACCE）发生率及全因死亡率相当；与PCI对比，术后中期MACCE发生率、全因死亡率降低。然而，对于HCR更广阔的应用，仍然需要更多的临床研究，来证实其可行性、安全性及长期结果。

　　HCR涉及外科MIDCAB与内科PCI的联合，两者按序可在外科手术室及介入手术室两个不同的手术地点完成，或在复合手术室同期完成。一般将在两个不同手术室、间隔数小时以上按序实施完成的称为分期HCR，而在复合手术室同期完成的联合血运重建称为同期HCR，或"一站式"HCR（one-stop HCR）。在几项大型HCR研究中，大多数手术策略为"一站式"HCR，表明在有复合手术室的心脏中心，同期HCR通常会被考虑为标准HCR术式。分期HCR的MIDCAB手术与PCI手术时间间隔多为数小时至60天。

　　HCR将成为第三种冠状动脉血运重建方式，其中微创行LIMA-LAD搭桥的方式有：①MIDCAB，其LIMA的获取可以通过直视或胸腔镜、机器人辅助，不需要正中开胸及折断肋骨，可保证胸廓骨性结构的完整，真正做到患者生理及心理上的微创，目前大多数HCR手术采用此种方式；②其他微创技术，如胸骨下段小切口行LIMA-LAD搭桥。

第二节　分　　类

一、"一站式"复合冠状动脉血运重建术

在复合手术室一次性完成 MIDCAB 和 PCI 手术,通常是先完成 MIDCAB 后即刻行 PCI,首先通过造影检验 LIMA-LAD 的吻合质量,再进行非 LAD 靶血管 PCI 治疗。

"一站式"HCR 的优势:①方便患者,不需要经历两次手术,减少住院时间,患者接受度高;②手术安全性提高,一次手术内可以实现靶血管的完全再血管化,在外科完成 LIMA-LAD 吻合后,非 LAD 靶血管 PCI 过程安全性增加,一旦术中支架置入失败或出现严重的并发症,可通过外科手术及时补救;③术中可即刻造影明确 LIAM-LAD 吻合情况,及时纠正质量差的吻合口。

"一站式"HCR 的局限性:①开展单位需要配备设备完善的复合手术室,且需要成熟的医护团队,包括心外科医师、心内科医师、介入医师、麻醉医师、手术室及介入专科护士等;②PCI 手术术前不停抗凝药物、抗血小板药物,术中需要负荷剂量抗血小板药物,术后需双联抗血小板治疗(dual anti-platelet therapy,DAPT),增加外科手术术中及术后出血的风险;③围手术期外科创伤引起的应激反应有诱发支架内急性血栓形成的风险。

二、"分站式"复合冠状动脉血运重建术

"分站式"复合冠状动脉血运重建术指 MIDCAB 和 PCI 分别在外科手术室、内科导管室先后完成,一般间隔时间小于 60 天。根据不同情况,又分为两种:先行 PCI 后行 MIDCAB 或先行 MIDCAB 后行 PCI。推荐由心脏团队在充分讨论权衡风险和获益的基础上,共同决定"分站式"HCR 的顺序。

1. 稳定型冠心病的"分站式"HCR,推荐先行 MIDCAB 后再行 PCI,且尽量缩短手术间隔,一般间隔为 3~5 天。

2. 急性冠脉综合征(ACS)患者可先急诊行 PCI 处理非 LAD "罪犯"血管,经心脏外科会诊讨论后再择期行 MIDCAB,建议 PCI 与 MIDCAB 至少间隔 2 周,避免过早行外科手术出血过多和过早停用双抗治疗导致急性支架内血栓形成的风险。

3. "分站式"HCR 两种方式的优缺点

(1)先行 MIDCAB 后行 PCI 的优缺点:优点为①分站完成 MIDCAB 和 PCI 可于术后早期恢复抗血小板治疗,降低出血和血栓的风险;②对合并左主干病变的患者先行 LIMA-LAD 搭桥,对血流动力学具有保护作用,降低非 LAD 血管 PCI 的难度;③PCI 后可以通过造影检查 LIMA-LAD 桥血管的通畅情况。其缺点在于若在 PCI 过程中出现并发症或无法处理的复杂病变时,可能需要再次进行外科手术,同时增加外科手术的难度和风险。

（2）先行 PCI 后行 MIDCAB 的优缺点：优点为①在 PCI 完成后，再行 MIDCAB 时可减少心肌缺血的发作，对手术过程起到保护作用；②如 PCI 失败或出现并发症可以迅速进行外科补救；③对急性心肌梗死患者先行 PCI 可以及时处理非 LAD "罪犯"血管，及时挽救濒死心肌细胞，再择期再行 MIDCAB。而其劣势在于 PCI 术后双联抗血小板和抗凝治疗可能增加 MIDCAB 手术出血的风险，停用抗血小板药物可能导致支架内血栓形成的严重后果，并且 MIDCAB 术后不能常规造影评估 LIMA-LAD 吻合口的质量。

4. **两种 HCR 方法相比较**

（1）"一站式"HCR：因其可实现完全再血管化，避免衔接期内心肌缺血导致的不良事件，同时恢复快、住院时间短，更得到医师的推荐和患者的青睐。但是"一站式"HCR，在硬件上要求具备影像学设备、外科手术设备等特殊装备的复合手术室，在软件上要求有技术过硬的外科 MIDCAB 和内科 PCI 专业团队人员，需要制订合适的围手术期抗血小板策略，避免外科手术出血及 PCI 支架内血栓形成的风险，目前在国内仍不易普及。

（2）"分站式"HCR：不需要杂交手术室，在大多数具备心外科手术室及传统导管室，且能够开展 MIDCAB 及 PCI 手术的中心均可实施，易于普及。"分站式"HCR 在不同地区、不同医院，对于患者不同的靶血管情况及合并症，采用的先后方式也不同。一般推荐先行 MIDCAB，但对于急性冠脉综合征患者，多先行 PCI，后择期行 MIDCAB。

（高 杰 苏丕雄）

参考文献

［1］ PANOULAS V F, COLOMBO A, MARGONATO A, et al. Hybrid coronary revascularization: promising, but yet to take off [J]. J Am Coll Cardiol, 2015, 65 (1): 85-97.

［2］ SHEN L, HU S, WANG H, et al. One-stop hybrid coronary revascularization versus coronary artery bypass grafting and percutaneous coronary intervention for the treatment of multivessel coronary artery disease: 3-year follow-up results from a single institution [J]. Journal of the American College of Cardiology, 2013, 61 (25): 2525-2533.

［3］ REICHER B, POSTON R S, MEHRA M R, et al. Simultaneous "hybrid" percutaneous coronary intervention and minimally invasive surgical bypass grafting: feasibility, safety, and clinical outcomes [J]. Am Heart J, 2008, 155 (4): 661-667.

［4］ KON Z N, BROWN E N, TRAN R, et al. Simultaneous hybrid coronary revascularization reduces postoperative morbidity compared with results from conventional off-pump coronary artery bypass [J]. J Thorac Cardiovasc Surg, 2008, 135 (2): 367-375.

［5］ ZHAO D X, LEACCHE M, BALAGUER J M, et al. Routine intraoperative completion angiography after coronary artery bypass grafting and 1-stop hybrid revascularization results from a fully integrated hybrid catheterization laboratory/operating room [J]. J Am Coll Cardiol, 2009, 53 (3): 232-241.

［6］ HU S, LI Q, GAO P, et al. Simultaneous hybrid revascularization versus off-pump coronary artery bypass for multivessel coronary artery disease [J]. Ann Thorac Surg, 2011, 91 (2): 432-438.

[7] HALKOS M E, VASSILIADES T A, DOUGLAS J S, et al. Hybrid coronary revascularization versus off-pump coronary artery bypass grafting for the treatment of multivessel coronary artery disease [J]. Ann Thorac Surg, 2011, 92 (5): 1695-1702.

[8] BACHINSKY W B, ABDELSALAM M, BOGA G, et al. Comparative study of same sitting hybrid coronary artery revascularization versus off-pump coronary artery bypass in multivessel coronary artery disease [J]. J Interv Cardiol, 2012, 25 (5): 460-468.

[9] LEACCHE M, BYRNE J G, SOLENKOVA N S, et al. Comparison of 30-day outcomes of coronary artery bypass grafting surgery verus hybrid coronary revascularization stratified by SYNTAX and euroSCORE [J]. J Thorac Cardiovasc Surg, 2013, 145 (4): 1004-1012.

[10] GĄSIOR M, ZEMBALA M O, TAJSTRA M, et al. Hybrid revascularization for multivessel coronary artery disease [J]. JACC Cardiovasc Interv, 2014, 7 (11): 1277-1283.

▶ 第八章

复合冠状动脉血运重建术策略选择及手术指征

复合冠状动脉血运重建术（HCR）作为一种新的冠状动脉血运重建方式，早、中期治疗效果已证实其安全有效，但远期治疗效果与传统再血管化治疗方式的比较，目前国内外仍缺乏大型临床研究的证据，在制订这种治疗策略时需要多方面考量，重视心脏外科微创冠状动脉旁路移植（MIDCAB）技术和经皮冠状动脉介入治疗（PCI）技术的团队成员合作，从患者的术前准备、冠状动脉造影结果、手术指征及禁忌证、围手术期抗凝及抗血小板策略、术后随访管理等多方面进行评估。

第一节 策 略 选 择

一、治疗方案制订

首先由心外科、心内科、麻醉科医师组成的 HCR 团队共同参与，对患者的临床及影像学资料进行全面评估，共同制订血运重建策略，使患者以最小的创伤、最少的并发症获得最佳的远期疗效，应清楚告知患者血运重建的临床获益、短期和长期风险及适合患者的多种血运重建策略的利弊，尊重患者的意愿。换言之，心外科医师应尽可能保证以微小的创伤完成左乳内动脉（LIMA）到左前降支（LAD）的吻合，心内科医师尽可能使用 PCI 对非 LAD 病变实现完全再血管化。具体方面包括：①心脏团队制订 HCR 手术的原则、流程和治疗方案；②冠状动脉造影后，由心脏内、外科医师协商，决定是否行 HCR 手术；③无论是 PCI、CABG 还是 HCR，都应以患者安全利益为核心，避免选择手术风险高、远期疗效差的方法，若三种方法近、中、远期疗效均确切且相当，则参考患者经济状况和意愿，若三种方法效果均不满意或风险高，则不考虑接受血运重建，选择优化药物治疗；④STEMI 患者，建议对梗死相关血管行造影后即刻行 PCI，尽快开通"罪犯"血管；⑤心源性休克的 ACS 患者，建议行造影后即刻行 PCI,开通梗死相关血管,"罪犯"血管不明确且有相应抢救措施和辅助装置保障时,可行造影后即刻行 PCI 处理多处病变;⑥非 ST 段抬高的 ACS 患者,建议行早期侵入性检查,是否在造影后即刻行 PCI 需综合考虑;⑦稳定型冠心病患者经过规范的药物治疗后仍有症状,影响生活质量,且负荷检查或冠状动脉血流储备分数(FFR)显示靶血管缺血,推荐行风险评分,由心脏团队讨论、决定治疗方案,是否在造影后即刻行 PCI 需综合考虑。

二、临床推荐

根据《2018 年 ESC/EACTS 心肌血运重建指南》,建议在有经验的心脏中心、对特定的患者实施 HCR 手术(Ⅱb 类推荐,B 级证据)。

无论是"一站式"还是"分站式"HCR 手术,都需要一整套的治疗策略。既要求外科医师具有熟练的 MIDCAB 技术,在微创下保证 LIMA-LAD"金桥"的通畅,还需制订在 HCR 过程中每个不同阶段合理的抗凝、抗血小板策略。同时,介入医师的 PCI 技术也要全面,包括能够对复杂冠状动脉病变进行冠状动脉内超声成像(IVUS)评价、钙化病变旋磨等处理,尽可能保证非 LAD 病变血管 PCI 治疗的确切及完全再血管化。HCR 技术更需要内外科紧密联合,充分体现团队合作与无缝衔接,只有这样才能保证 HCR 的顺利实施。

HCR 手术是基于在更小的创伤下获得良好的远期疗效,作为 CABG 和 PCI 的补充和替代,融合了内外科的优势,未来可能成为第三种冠状动脉血运重建方式,但由于诸多条件的限制,在国内外还没有普及,所以推荐在有经验的心脏中心对合适的患者选择性实施。同时需要建立数据随访管理平台,以评价 HCR 在更广阔人群中的远期效果。

第二节　复合冠状动脉血运重建术手术指征

一、适应证

1. 根据冠状动脉解剖和冠状动脉造影,严重的 LAD 病变,并且 LAD 远端能够行 MIDCAB,非 LAD 病变合适放支架的患者。

2. SYNTAX 评分在 22~32 分,LAD 可行 MIDCAB,非 LAD 病变可行 PCI 治疗的患者。

3. 严重左主干或多支血管病变,单纯行 PCI 困难,在 LIMA-LAD 搭桥后,使复杂病变变成简单病变,其他血管可行 PCI 治疗。

4. **存在多支血管常规 CABG 禁忌证的患者**　不能耐受胸骨正中开胸或体外循环者;有心包炎病史者;非 LAD 靶血管难以辨认者;升主动脉严重钙化(瓷化主动脉)者,桥血管近端吻合困难或脑卒中高风险患者;缺少合适的桥血管材料,桡动脉 Allen 试验阳性、严重大隐静脉曲张或大隐静脉既往手术病史。

5. **ACS 患者**　回旋支或右冠状动脉病变需行急诊 PCI,开通相关靶血管,但需要对

LAD 残余病变进行分期 MIDCAB（"分站式"HCR：先行 PCI）。

6. 患者的意愿和医师的倾向　当 PCI、CABG 和 HCR 效果相当时,在有开展 HCR 经验的团队中,患者的意愿显得非常重要。

二、禁忌证

1. 急诊冠状动脉旁路移植术。
2. 多支血管病变,非 LAD 病变不适合置入支架,预期不能完全再血管化者。
3. 预期血流动力学不稳定者。
4. 患者不能耐受双联抗血小板治疗,如消化道出血、近期脑出血病史等。
5. 患者不能耐受单肺通气,患者合并有严重的胸廓粘连或严重的胸廓畸形。

第三节　术前左前降支的评估

术前冠状动脉造影可明确显示 LAD 的病变程度及概况,从以下方面进行分析:LAD 的行程及长短、管径大小、病变部位、狭窄程度、狭窄范围、前向血流分级及是否存在侧支循环。

病变位于 LAD 近中段,LAD 中远段显影明确,管腔直径>1.25mm,无明显钙化及弥漫性病变,血管走行清晰,此类情况外科吻合容易,从外科角度考虑适合行 HCR。

LAD 全程弥漫性病变,管腔直径细小,≤1.25mm,钙化明显,此类情况外科吻合困难,不适合行 HCR。

LAD 近端慢性闭塞,行逆向显影,再根据其显影的具体情况,由上述标准分别评估是否适合行 HCR。

如正向或逆向均未显影,可通过查看其他冠状动脉的血管显影情况初步评估 LAD。如果其他靶血管条件良好,则 LAD 血管条件可能亦尚可,LAD 不显影是由于其近端完全闭塞,又尚未形成侧支循环,此种情况仍适合行 HCR。如果其他靶血管条件较差,则 LAD 血管条件可能亦不佳,外科吻合难度大,不适合行 HCR。

（高　杰　苏丕雄　张希涛）

参考文献

［1］中国心脏内外科冠心病血运重建专家共识组. 中国心脏内、外科冠心病血运重建专家共识 [J]. 中华胸心血管外科杂志, 2016, 32 (12): 707-716.
［2］中国冠状动脉杂交血运重建专家共识 (2017 版) 编写组. 中国冠状动脉杂交血运重建专家共识 (2017 版)[J]. 中华胸心血管外科杂志, 2017, 33 (8): 449-455.

［3］ HARSKAMP R E, BRENNAN J M, XIAN Y, et al. Practice patterns and clinical outcomes after hybrid coronary revascularization in the United States: an analysis from the society of thoracic surgeons adult cardiac database [J]. Circulation, 2014, 130 (11): 872-879.

［4］ HARSKAMP R E. Current state and future direction of hybrid coronary revascularization [J]. Curr Opin Cardiol, 2015, 30 (6): 643-649.

［5］ BACHINSKY W B, ABDELSALAM M, BOGA G, et al. Comparative Study of Same Sitting Hybrid Coronary Artery Revascularization versus Off-Pump Coronary Artery Bypass in Multivessel Coronary Artery Disease [J]. Journal of Interventional Cardiology, 2012, 25 (5): 460-468.

［6］ HU S, LI Q, GAO P, et al. Simultaneous hybrid revascularization versus off-pump coronary artery bypass for multivessel coronary artery disease [J]. Ann Thorac Surg, 2011, 91 (2): 432-438.

［7］ 沈刘忠, 胡盛寿, 徐波, 等. 一站式复合技术与冠状动脉旁路移植术及经皮冠状动脉介入疗在冠状动脉多支病变治疗中的对比研究 [J]. 中国循环杂志, 2018, 33 (1): 24-29.

［8］ 凌云鹏, 卢明喻, 鲍黎明, 等. 分站式杂交手术治疗冠状动脉多支血管病变 [J]. 中国循环杂志, 2014, 29 (1): 90-93.

［9］ 王浩然, 胡盛寿, 乔树宾, 等. "一站式"复合冠状动脉血运重建术治疗 SYNTAX 高危多支血管病变的中期疗效 [J]. 中国循环杂志, 2014, 29 (6): 412-415.

［10］ HARSKAMP R E, VASSILIADES T A, MEHTA R H, et al. Comparative effectiveness of hybrid coronary revascularization vs coronary artery bypass grafting [J]. J Am Coll Surg, 2015, 221 (2): 326-334.

［11］ 高卿, 凌云鹏, 卢明喻, 等. 择期分站式杂交手术与非体外循环冠状动脉旁路移植治疗冠状动脉多支血管病变的对比研究 [J]. 中国微创外科杂志, 2015, 15 (11): 961-964.

［12］ MODRAU I S, HOLM N R, MÆNG M, et al. One-year clinical and angiographic results of hybrid coronary revascularization [J]. J Thorac Cardiovasc Surg, 2015, 150 (5): 1181-1186.

第九章
复合冠状动脉血运重建术前准备

充分、精准、个体化的术前准备是任何心脏手术成功的前提保障。作为一种整合的多支血管病变再血管化的治疗方式，复合冠状动脉血运重建术（HCR）结合了微创冠状动脉旁路移植术（MIDCAB）和经皮冠状动脉介入治疗（PCI）两个手术过程，同时又分为"一站式"HCR 与"分站式"HCR，其复杂程度高于单纯的 MIDCAB 和 PCI，且与传统的 MIDCAB 和 PCI 患者术前管理有所区别，这对 HCR 团队对于患者的管理提出了新的要求和挑战。

第一节　术前一般情况及体格检查

一、一般情况

1. **年龄**　患者手术年龄大，手术风险会相应增加，术后其他器官并发症发生率也增加，但年龄并不是 HCR 的相对禁忌。

2. **性别**　女性患者会相对增加手术风险，由于女性靶血管及桥血管管径较细，对 MIDCAB 技术要求更高。

3. **体重**　肥胖患者会增加 MIDCAB 术野显露的困难程度，增加伤口愈合难度，但不增加手术风险；体重过低，营养状态较差会影响 HCR 术后恢复。

4. **体力**　通过测试患者的咳嗽力度、握手力度，可了解患者体力状况。长期卧床患者的体力差，将影响术后恢复，部分患者因体力差导致术后脱机困难，尤其是 MIDCAB 术中单肺通气，术后可能发生肺水肿和肺不张，要求患者咳嗽、咳痰有力。

5. **身高及体形**　瘦长体形者，心脏多有下垂，左乳内动脉宜取长，否则桥血管长度不足。矮胖体形者，因其肋间小切口术野显露困难，给术者操作带来不便。

6. **合并其他疾病**　糖尿病，长期血糖控制不佳者，血管病变多呈弥漫性；合并周围血管疾病者，外周血管、LIMA 及靶血管钙化可能较为严重，PCI 操作需要注意，避免斑块脱落，同时放置主动脉内球囊反搏（IABP）困难。

7. 吸烟 特别是每天吸烟多于 3 包者,术后脱呼吸机拔管困难,尤其是 MIDCAB 术者需要单肺通气,对患者肺功能的要求较传统 CABG 更高。

8. 脑血管疾病史 易再次出现脑血管病,如脑梗死、脑出血等,特别是 HCR 手术会强化抗凝治疗,应充分评估、个体化管理,避免围手术期脑血管意外。

二、体格检查

1. 胸廓形状是否为桶状胸,或患者是否为瘦长体形、皮肤有无破损。颈部长度、粗细与麻醉插管及术后拔管难度相关。双上肢桡动脉搏动情况,如左上肢桡动脉搏动弱或消失,应考虑左锁骨下动脉是否有狭窄,影响 LIMA 的血流。双侧足背动脉搏动及股动脉搏动情况为能否放置 IABP 提供参考。双上肢及下肢活动是否自如、肌力大小情况、言语是否流畅、舌的活动及面部肌肉活动情况均为术后拔管时机及是否易出现脑血管意外提供参考。

2. 嘱患者用力咳嗽并听诊肺部,判定肺部是否有痰,是否有慢性气管炎。如有黄黏痰,则建议进一步雾化吸入治疗,否则术后易引起肺部感染,导致脱机困难。心脏听诊及相关检查有助于了解心脏外科情况,如心脏大小是否合并其他心脏畸形等。

第二节 术前辅助检查

一、术前实验室检查

1. **血常规检查** 了解血红蛋白含量、血小板计数及白细胞、淋巴细胞等相关信息。如术前血红蛋白明显下降(≤90g/L)则手术风险增加,必要时行进一步检查以明确诊断及治疗。RH 阴性血患者,术前做好相关准备工作,选择更加安全的手术方式。

2. **尿常规** 排除尿路感染。对于年龄较大、前列腺增生明显的患者,应考虑术中放置尿管困难,需做好行尿路扩张器扩张的准备。

3. **血生化检查** 特别关注血肌酐、尿素氮指标,如上述指标明显升高,术中应考虑适度提高灌注压,不用肾损害药物,尽量缩短手术时间,术后做好血液滤过准备。同时注意指标的动态变化、血肌酐与冠状动脉造影的关系等。

4. **关注 CK-MB、心肌肌钙蛋白 T(cTNT)及心肌肌钙蛋白 I(cTNI)水平的变化** CK-MB 升高提示有心肌梗死发生,其值 24 小时达到高峰。cTNT 及 cTNI 是诊断心肌梗死最佳的生物标志物。在心肌梗死后 3~12 小时开始升高,cTNT 及 cTNI 是诊断 STEMI 的核心指标,根据它的变化,了解术前是否有新发心肌梗死,是否有围手术期心肌梗死。一旦发生,HCR 的手术时机及处理会发生相应改变。

二、术前其他检查

1. **胸部 X 线片** 术前通过拍摄胸部 X 线片了解心脏大小,双肺纹理,是否有淤血、肺水肿、肺炎等。心脏大小,特别是左心室大小,为选择手术方式提供参考。

2. **多导联心电图** 通过心电图(electrocardiogram,ECG)了解是否有房室传导阻滞,如有右束支传导阻滞,对 HCR 手术影响不大;如合并左束支传导阻滞,则 HCR 术后风险明显增加,需放置临时或永久起搏器。ECG 还可判定各心室是否合并有心肌梗死并发症,通过电压高低间接判定心肌存活量。

3. **超声心动图检查** 了解心脏是否合并其他疾病,如是否合并瓣膜病、室壁瘤等。了解心脏功能及房室大小,LVEF<30%,视为高危患者,左心室增大,但血流动力学稳定的患者不视作手术禁忌。

4. **心肌核素显像** 动态或静态心肌核素显像,可以帮助判断心肌是否缺血、心肌细胞缺血坏死的数量,对判定心肌梗死区是否有存活心肌、是否需进行血运重建及重建后功效如何提供较大的帮助。

5. **计算机断层扫描冠状动脉造影(CTCA)** 根据冠状动脉管腔直径狭窄程度分为:轻度狭窄(0%~49%),中度狭窄(50%~69%),重度狭窄(70%~99%),闭塞(100%)。CTCA 是筛查冠心病的最安全手段。对中度或以上狭窄考虑尽快行冠状动脉造影检查,轻度狭窄结合临床表现综合考虑。

6. **冠状动脉造影(CAG)** CAG 检查是冠心病诊断的"金标准",对是否行冠状动脉再血管化有决定性意义。通过 CAG 可以了解冠状动脉的病变部位、狭窄程度、病变远端冠状动脉粗细、冠状动脉解剖分布情况、是否有支架和是否合并钙化,初步制订再血管化策略;可以观察心脏大小,通过左心室造影可了解心功能的状况;也可观察瓣膜关闭功能;了解是否合并室壁瘤或功能性室壁瘤。

7. **血管内超声显像(IVUS)** IVUS 可作为 CAG 检查的补充,可用来评价左主干病变的严重性,同时评价分叉病变的严重程度。当造影结果与临床表现或无创检查不相符,或 CAG 显示为疑似病变时,IVUS 图像可提供有价值的信息,对于是否 HCR 提供有力证据。

8. **心肌血流储备分数(FFR)** FFR=Pd/Pa(Pa 为指引导管测量的主动脉压,Pd 为压力导丝测量的冠状动脉狭窄远端压力)。当 FFR≥0.75 时,延期干预较预防性干预效果更好,即无须对此血管行再血管化。术前难以通过 CAG 判断是否需要行 HCR 时,可行 FFR 检查。

9. **主动脉 CT 三维成像及双侧乳内动脉成像** 能够评估外周血管情况,确定能否经股动脉入路行 PCI。明确左锁骨下动脉开口是否存在狭窄,是否影响左乳内动脉血流。判断左颈总动脉、锁骨下动脉开口有无粥样硬化斑块,评估斑块性质为硬斑块还是软斑块,避免介入操作时导致斑块脱落。评估左乳内动脉直径、长度,以及与周围组织有无粘连、有无大分支等情况,为术中获取乳内动脉提供资料。确定 LAD 在心脏表面的显影位置及所对应的肋间位置,有助于选择合适的肋间切口。判断左侧胸膜有无粘连、肋骨有无融合,对可能出现的影响手术视野显露的情况提前准备。

10. 肺功能检测 评估患者能否耐受单肺通气。对于肺功能显著下降,难以耐受单肺通气的患者,视为 HCR 手术禁忌。对于术前频发心绞痛或有心肌缺血临床依据的患者,为避免肺功能检查诱发心肌缺血的风险,不建议常规行肺功能检测,对于这种病例胸部高分辨 CT 是必要的检查。

第三节　心脏团队术前评估及准备

必须由心脏介入医师、心脏外科医师、麻醉医师等组成的心脏团队共同参与,对患者的临床及影像学资料进行全面评估,根据手术适应证及禁忌证选择适合 HCR 的患者。一旦确定患者行 HCR,再根据患者冠状动脉病变程度、一般情况、合并症等,确定行"一站式"HCR 还是"分站式"HCR。

一、心脏外科医师术前评估

心脏外科医师通过术前 CT 影像、冠状动脉造影、超声辅助检查等资料,充分评估 LIMA-LAD 搭桥的困难程度及可能遇到的问题和意外情况,不可存在侥幸心理,对可能出现的风险视而不见,并应做出 MIDCAB 失败的应急预案,保证 MIDCAB 能够高质量完成。

1. 全面细致的体格检查,包括患者的身高、体重,有无胸廓畸形,有无胸部外伤史或手术史,尤其是左侧,结合胸部 CT 评估有无胸膜粘连及其程度。

2. 根据胸部 CT 和主动脉、乳内动脉 CT 三维重建,初步确定肋间切口的位置,腔镜辅助获取乳内动脉的穿刺点位置。

3. 检查双侧大隐静脉情况,作为静脉桥血管备用,以应对术中乳内动脉不可用的情况。同时检查双侧桡动脉、股动脉、足背动脉情况。

4. 与患者适当交流,缓解患者紧张情绪,同时告知患者重要注意事项。

二、心脏介入医师术前评估

心脏介入医师术前与心脏外科医师详细讨论,制订手术方案,充分评估完全再血管化程度、支架置入难易程度及术中可能出现的各种情况,必要时采用 IVUS 及旋磨技术,准备可能失败的应急预案,其目的是做到 PCI 过程的安全可靠。

1. 结合下肢动脉超声及 CT 等影像学资料评估股动脉有无硬化斑块、狭窄、溃疡、动脉瘤等,避免穿刺并发症。

2. 评估颈动脉、锁骨下动脉及 LIMA 有无狭窄、斑块等,如左锁骨下动脉开口有狭窄或粥样斑块,尽量避免导管在狭窄处及斑块处反复操作,降低因操作导致斑块脱落的风险。

3. 仔细阅读冠状动脉造影资料,评估预处理靶血管及可能出现的意外情况,准备应急方案,选择合适的支架。

第四节 术前抗凝策略

HCR 围手术期合理的抗凝策略,是 HCR 手术成功及保证 HCR 近、中、远期效果的关键,HCR 围手术期抗凝策略选择详见第十二章。本节结合最新的《冠状动脉旁路移植术围手术期抗血小板治疗专家共识》《中国经皮冠状动脉介入治疗指南》《中国冠状动脉杂交血运重建专家共识》及国内外多项研究结果,简述 HCR 术前抗凝、抗血小板策略。

一、"一站式"复合冠状动脉血运重建术前抗凝、抗血小板药物的桥接

1. 阿司匹林 100mg/d,术前持续使用至手术当天。

2. 氯吡格雷或替格瑞洛或其他同类抗血小板药物,术前 3~5 天停用。

3. 如冠状动脉病变严重,如 SYNTAX 评分高危或频发心绞痛,可联合静脉持续应用替罗非班,4~8ml/h 泵入,注意监测肾功能及血小板变化。

4. 停用氯吡格雷或替格瑞洛后,使用低分子肝素,每 12 小时 1 次,皮下注射。

5. **抗凝监测及注意事项** 询问患者病史,有无脑出血史、消化道出血、胃肠道溃疡,有无高血压及其控制情况等,评估患者出血和血栓风险;高血压、肝肾功能不全、脑卒中、便潜血试验阳性、国际标准化比值(international normalized ratio,INR)异常、年龄>65 岁、药物依赖或饮酒等均需要评估,对于术前频发心绞痛患者联合应用抗凝、抗血小板药物,注意监测凝血、血常规、血栓弹力图及观察患者有无出血情况等。

二、"分站式"复合冠状动脉血运重建术前抗凝、抗血小板药物的桥接

"分站式"HCR 由于其 MIDCAB 和 PCI 两个过程不在同期内完成(一般间隔时间小于 60 天)。同时,根据不同患者的病情需要,MIDCAB 和 PCI 先后顺序亦不同:稳定型冠心病,推荐先行 MIDCAB,并且尽量缩短手术间隔,一般为 3~5 天;急性冠脉综合征患者可先急诊行 PCI 处理非前降支的梗死相关血管,后期经心脏外科医师会诊讨论再行 MIDCAB,建议 PCI 与 MIDCAB 间隔 2 周,避免过早行外科手术造成出血过多和过早停药导致支架血栓形成的风险。

(一) 先行 MIDCAB 后行 PCI 术前抗凝、抗血小板策略

1. 阿司匹林 100mg/d,术前持续使用至手术当天。

2. 氯吡格雷或替格瑞洛或其他同类抗血小板药物,术前 3~5 天停用。

3. 如冠状动脉病变严重(如 SYNTAX 评分高危或频发心绞痛),可联合静脉持续应用替罗非班,4~8ml/h 泵入,注意监测肾功能及血小板变化。

4. 停用氯吡格雷或替格瑞洛后,使用低分子肝素,每 12 小时 1 次,皮下注射。

(二) 先行 PCI 后行 MIDCAB 术前抗凝、抗血小板策略

1. PCI 术后,强调抗凝、抗血小板的重要性,通常在 PCI 术后使用指南推荐双联抗血小

板方案,在 MIDCAB 术前 3~5 天停用氯吡格雷,并尽可能延迟进行 MIDCAB。

2. 阿司匹林 100mg/d,术前持续使用至手术当天。

3. 如冠状动脉病变严重(如 SYNTAX 评分高危或频发心绞痛),可联合静脉持续应用替罗非班,4~8ml/h 泵入,注意监测肾功能及血小板变化。

4. 停用氯吡格雷或替格瑞洛后,使用低分子肝素,每 12 小时 1 次,皮下注射。

5. 术前监测心肌酶及心电图变化,同时结合患者是否存在心肌缺血症状,及时作出判断,警惕因不完全再血管化导致的再发心肌梗死的危险。

第五节　术前一天准备

术前 12 小时禁食、禁水;术前 12 小时停用所有抗血小板、抗凝药物;术前备皮,行抗生素皮试;术前一天睡前给予患者地西泮 10mg 口服,保证充分睡眠;入手术室前,给予患者吗啡 10mg 皮下注射;麻醉后置入胃管,便于 PCI 术中给予负荷剂量氯吡格雷。

第六节　几种特殊情况的处理

1. **肝炎标志物**　乙型、丙型肝炎抗原及抗体检测,结合肝功能指标,如只是携带者或有轻微肝炎活动,但肝炎病毒复制水平较低,仍可限期手术。对肝炎病毒有复制,复查 DNA 或 RNA 水平高者,则宜先行抗病毒治疗后再手术。

2. **术前有疑似感冒者**　感冒者抵抗力下降,可导致术后肺部感染发生、脱机困难。如患者出现白细胞数量下降、淋巴细胞比例上升、有相应卡他症状的,宜暂缓手术,待症状消失、临床治愈后再行手术。

3. **结核**　结核感染活动期应先接受规范抗结核药物治疗 6~9 个月,结核控制后再考虑行搭桥手术治疗;如为陈旧性结核病变,无须改变手术计划。

4. **其他传染病**　人类免疫缺陷病毒(human immunodeficiency virus,HIV)抗体阳性,一般暂缓手术。梅毒抗体阳性,需行进一步检查,如提示有明显传染性,应先行梅毒治疗,好转、无传染性后可手术。

5. **合并其他肿瘤**　部分肿瘤患者在行肿瘤手术术前准备时发现严重冠心病,需行 HCR 治疗。可先行 HCR 后再行肿瘤外科治疗。对于晚期肿瘤患者,即使有指征,也不建议行 HCR 治疗。

（高　杰　苏丕雄　贾彦雄）

参考文献

［1］程宇婧, 刘巍, 赵迎新, 等. 限期冠状动脉旁路移植术前停用双联抗血小板药物时间对术后出血事件的影响 [J]. 中国循环杂志, 2017 (32): 1181-1184.

［2］冠状动脉旁路移植术围术期抗血小板治疗共识专家组. 冠状动脉旁路移植术围手术期抗血小板治疗专家共识 [J]. 中华胸心血管外科杂志, 2016, 32 (1): 1-8.

［3］中华医学会心血管病学分会介入心脏病学组, 中国医师协会心血管内科医师分会血栓防治专业委员会, 中华心血管病杂志编辑委员会. 中国经皮冠状动脉介入治疗指南 (2016)[J]. 中华心血管病杂志, 2016, 44 (5): 382-400.

［4］苏丕雄. 非体外循环冠状动脉旁路移植术 [M]. 北京: 人民卫生出版社, 2017: 80-82.

［5］OESTREICH J H, STEINHUBL S R, FERMDS S P, et al. High residual platelet reactivity on standard clopidogrel maintenance dose predicts increased responsiveness to the double-standard dose in an assay-dependent manner [J]. Thmmb Haemost, 2011, 105 (5): 927-930.

［6］CHU M W, WILSON S R, NOVICK R J, et al. Does clopidogrel increase blood loss following coronary artery bypass surgery? [J]. Ann Thorac Surg, 2004, 78 (5): 1536-1541.

［7］KWAK Y L, KIM J C, CHOI Y S, et al. Clopidogrel responsiveness regardless of the discontinuation date predicts increased blood loss and transfusion requirement after off-pump coronary artery bypass graft surgery [J]. J Am Coll Cardiol, 2010, 56 (24): 1994-2002.

［8］CHEN L, BRACEY A W, RADOVANCEVIC R, et al. Clopidogrel and bleeding in patients undergoing elective coronary artery bypass grafting [J]. J Thorac Cardiovasc Surg, 2004, 128 (3): 425-431.

［9］HERMAN C R, BUTH K J, KENT B A, et al. Clopidogrel increases blood transfusion and hemorrhagic complications in patients undergoing cardiac surgery [J]. Ann Thorac Surg, 2010, 89 (2): 397-402.

［10］BERGER J S, FRYE C B, HARSHAW Q, et al. Impact of clopidogrel in patients with acute coronary syndromes requiring coronary artery bypass surgery: a multicenter analysis [J]. J Am Coll Cardiol, 2008, 52 (21): 1693-1701.

［11］FIRANESCU C E, MARTENS E J, SCHÖNBERGER J P, et al. Postoperative blood loss in patients undergoing coronary artery bypass surgery after preoperative treatment with clopidogrel. A prospective randomised controlled study [J]. Eur J Cardiothorac Surg, 2009, 36 (5): 856-862.

［12］BIONDI-ZOCCAI G G, LOTRIONTE M, AGOSTONI P, et al. A systematic review and meta-analysis on the hazards of discontinuing or not adhering to aspirin among 50, 279 patients at risk for coronary artery disease [J]. Eur Heart J, 2006, 27 (22): 2667-2674.

第十章
左乳内动脉获取及吻合相关技术

在复合冠状动脉血运重建术(HCR)中,最经典的外科技术是通过微创冠状动脉旁路移植术(MIDCAB)来完成左乳内动脉(LIMA)与左前降支(LAD)的端侧吻合,有时通过全胸腔镜或机器人辅助来完成 LIMA 的获取,LIMA 与 LAD 吻合大多数在直视下完成。本章主要概述在 MIDCAB 中,LIMA 的获取及其与 LAD 吻合的相关技术。

第一节　寻找左前降支并确定吻合位置

在外科行 MIDCAB 时,良好的 LAD 解剖、显露、确定合适的吻合位置,是保证 LIMA 与 LAD 高质量吻合的前提,也是 HCR 手术成功的关键。

术中患者右侧倾斜卧位,左上肢背伸至腋后线,根据术前 CT 影像选择合适的肋间切口,大部分患者选择左前外侧第 4 或第 5 肋间进胸,不用劈开胸骨,也不需要折断肋骨,微创肋间牵开器撑开,平行左侧膈神经,居其右侧 2cm 处切开心包,上至肺动脉主干,下至膈肌,然后沿膈肌向右打开心包至露出右心室,心包切开呈反 L 形,切开心包后可直视左心室前壁、右心室前壁及心尖部位。应用三根心包悬吊线,分别悬吊心包右侧、底部及左侧,充分牵引,将心脏抬高并相对固定,使 LAD 吻合部位显露在切口正中下部,并应用负压吸引组织固定器固定 LAD 吻合靶位。LAD 行走在前室间沟内,约 95% 的患者容易发现,且吻合部位多位于 LAD 中段 1/3 与远段 1/3 移行部位,通过左前外侧切口,大多数情况下容易寻找到 LAD 及确定吻合口的部位。

如 LAD 发现困难,可通过下列方法来探查寻找 LAD。①直视法:可直视下观察到心外膜下的 LAD;②沿对角支寻找法:首先分离解剖对角支,沿对角支解剖近端至 LAD;③触摸法:如 LAD 有支架或近中段有钙化,可通过触摸发现并解剖 LAD。

如 LAD 远端细小或没有发现,吻合部位需在 LAD 中段或近中段,在解剖与吻合时,LAD 位置较深,切口小,显露困难,吻合难度加大,对 LAD 血供影响较大,易出现血流动力学紊乱及左、右心室的广泛缺血。此时可把肋间切口从第 5 肋间上移至第 4 肋间。

第二节 左乳内动脉的获取及准备

HCR 术中通过胸腔镜或直视获取 LIMA 多为骨骼化或半骨骼化,这样形成的 LIMA 床创面较小,有利于止血及包裹创面,减少手术后出血。采用腔镜辅助下获取 LIMA,视野更清晰,易于操作,不必过度撑开、牵拉切口,减少肋间神经、肌肉损伤,明显减轻术后疼痛,但需要胸腔镜操作经验,避免 LIMA 获取时意外损伤(视频 1)。

评估 LIMA 情况。术前根据造影、超声或主动脉 CT 可判断左锁骨下动脉及 LIMA 是否有明显狭窄(LIMA 本身发生病变或狭窄概率<1%~5%);直视下判断 LIMA 是否有损伤,包括有无血肿、出血、夹层等;获取 LIMA 后剪断 LIMA 远端,通过观察 LIMA 是否"喷血"来判断 LIMA 血流是否充足。如 LIMA 收缩明显,舒张期能够"喷血",则表明 LIMA 可用。

视频 1 腔镜获取左乳内动脉(LIMA)

LIMA 吻合口面的准备,45°~90° 剪断 LIMA 形成斜面开口或直面开口,根据 LAD 与 LIMA 管径的大小、吻合口长度等,形成与 LAD 相匹配的 LIMA 吻合口面。

第三节 左乳内动脉与左前降支的吻合

一、左前降支吻合口切口技术

1. 从第 4 或第 5 肋间进胸剪开心包,手术床左倾,心脏膈面或左侧可垫入湿纱布,显露前室间沟及部分左心室、右心室及心尖部,以"直视法""对角支法""触摸法"寻找到 LAD,确定吻合部位,心脏微创组织固定器固定。

2. 解剖 LAD 外膜及脂肪组织,分离、止血伴行静脉,解剖 LAD 吻合口外部组织,清晰显露足跟处。

3. 近端可放置钝头针牵引线,用冠状动脉尖刀挑开 LAD 前壁,切忌尖刀刺入太深损伤 LAD 后壁,用前向剪、回头剪剪开 LAD,使吻合口长度为 LAD 直径的 1.5~2.5 倍。

视频 2 左前降支吻合口准备

4. 放入直径与 LAD 管腔相匹配的分流栓,撤走钝头针牵引线,恢复 LAD 的部分血供(视频 2)。

二、左乳内动脉至左前降支吻合技术

1. 在 MIDCAB 中,常规使用 8-0 不可吸收缝线行连续吻合,采用足跟与足尖"三针法"

吻合技术。

2. 术者常规站立于患者的左侧。第一针：反针从 LIMA 由外到内，LAD 由内到外（进针方向与 LIMA 及 LAD 长轴均成角约 45°）；第二针：LIMA 足跟由外到内，进针方向与 LIMA 长轴平行，LAD 足跟由内到外，进针方向与 LAD 长轴平行；第三针：LIMA 由外到内、LAD 由内到外，进针方向与 LIMA 及 LAD 长轴均成角约 45°。完成三针吻合后收线，LIMA-LAD 足跟相接触，可抽动缝线，排除缝线打结或缠绕，放松 LIMA 处哈巴狗钳观察 LIMA 开口是否有血流喷出。足尖三针也采用相同的三针法吻合，完成吻合口最后一针不收紧线，先松开哈巴狗钳，观察吻合口血流情况，撤出分流栓后再打结，打结不宜过松或过紧，过松导致吻合口多处出血，过紧会导致吻合口呈环形狭窄（视频 3、视频 4）。

视频 3　左乳内动脉至左前降支足跟三针吻合

3. 吻合完成后，使用 7-0 不可吸收缝线固定 LIMA 血管桥，应用术中瞬时血流测定（TTFM）测血流量，确保吻合口的质量。

三、左乳内动脉至左前降支吻合特殊情况的处理

视频 4　左乳内动脉至左前降支足尖三针吻合

1. **LAD 确定错误**　由传统 CABG 正中切口开胸到 MIDCAB 左侧肋间小切口搭桥，由于体位及切口变化，可能将位于 LAD 左侧的对角支误判为 LAD，首都医科大学附属北京朝阳医院心脏中心在开始开展的 100 例 HCR 手术中，早期发生过 2 例类似情况。

2. **LIMA+SVG 复合桥的应用**　极少数患者由于 LIMA 管腔细小、中远段钙化、意外损伤等原因导致 LIMA 长度相对不足，或吻合口处直径过小（≤1.25mm），则可采用 SVG 与 LIMA 端端吻合，然后行 SVG 与 LAD 端侧吻合。苏丕雄教授团队观察 80 例 OPCABG 术中应用 LIMA+SVG 复合桥与 LAD 吻合 3 年随访结果，LIMA+SVG 复合桥中期结果与常规 LIMA 桥无明显差异。

3. **LAD 近中段搭桥**　由于 MIDCAB 肋间切口小，显露 LAD 的范围较正中切口明显变小，故在行 LAD 近中段吻合时，需将切口由第 5 肋间改为第 4 肋间，这样有利于 LAD 近中段吻合。此部位的吻合，常由于位置深，近端操作对 LAD 血供范围影响大，易出现较大范围的出血及心肌缺血，应高度重视。

4. **手术中出现其他特殊情况**　如心包广泛粘连、LAD 中远段细小、双前降支等。对于出现的各种情况，均需耐心处理。对心包广泛粘连者，结合术前造影及术中具体情况仔细解剖。对 LAD 中近端细小、近端不能搭桥者，应尽可能靠近中段使用 1.25mm 分流栓、8-0 不可吸收缝线吻合等技术。对双前降支者，可采用桡动脉与 LIMA 行 Y 形或 T 形吻合后分别搭桥等技术。

（高　杰　苏丕雄）

参考文献

苏丕雄. 非体外循环冠状动脉旁路移植术 [M]. 北京：人民卫生出版社，2017: 115-121.

第十一章
冠状动脉介入治疗技术在复合冠状动脉血运重建术中的应用

第一节 冠状动脉介入治疗技术与复合冠状动脉血运重建术

临床上处理缺血性心脏病在两个问题上达成了共识：首先，左乳内动脉（LIMA）桥血管构成了冠状动脉旁路移植术（CABG）手术的大部分收益，而大隐静脉桥（SVG）的长期通畅率很低；其次，药物洗脱支架（DES）是 SVG 的替代方法，用于非左前降支动脉（LAD）的血运重建。将外科手术与经皮冠状动脉介入治疗（PCI）的优点相结合的复合术式即：LIMA 与 LAD 吻合，以及使用第二代 DES 对非 LAD 血管进行 PCI 治疗。

LAD 供应心脏前壁、左心室前侧壁、室间隔前 2/3 的血液，占左心室供血的 50%~60%，是右冠状动脉或左回旋支供应左心室血量的 2 倍。多支血管病变患者行 CABG，LIMA-LAD 桥的长期通畅有助于这类复杂病变患者长期获益。

LIMA 独特的结构和功能特性使其在 CABG 中具有持久的通畅率（10 年通畅率≥95%）。乳内动脉（IMA）内皮几乎没有窗孔，无窗孔的内部弹性层可防止脂蛋白和细胞迁移至内皮下空间，从而使其对动脉粥样硬化具有抵抗力。LIMA 的内皮层对其获取时的相关创伤具有抵抗力，并能保持细胞的完整性，因此与静脉桥相比，其形成血栓的概率更小。LIMA 薄的中膜包含胶原蛋白和少量在弹性层之间沿纵向排列的平滑肌细胞。LIMA 的血管平滑肌比其他动脉少，因此不易发生痉挛。LIMA 的管腔直径与 LAD 的管腔直径相当，有助于在吻合处保持平流。从生理学的角度看，尽管内膜增厚，但是 LIMA 仍保留了血管舒张反应。此外，LIMA 桥血管延迟了下游靶血管动脉粥样硬化的进程。LIMA 内皮中富含一氧化氮合酶，一氧化氮浓度高可预防桥血管血栓形成，减缓靶血管粥样硬化的进程并维持远端血管通畅。在 CABG 术后患者中，使用 LIMA 桥血管是降低 CABG 手术后总体死亡率的因素之一，LIMA 桥血管的缺乏与再次 CABG 和高病死率相关。如上所述，LIMA 具有独特的特性，在很大程度上有助于 CABG 手术的长期获益。

鉴于当代 PCI 的结果与使用 SVG 的 CABG 手术的结果相似,在某些情况下提倡采用 HCR,从而获得最大的益处。

HCR 手术包括两部分:微创下通过 MIDCAB 完成 LIMA-LAD 吻合,以及使用第二代 DES 对患者的非 LAD 靶血管进行 PCI。

"一站式"HCR 术中,MIDCAB 术后即刻行冠状动脉造影明确 LIMA-LAD 吻合情况,同时通畅的 LIMA-LAD 桥能为随后进行的 PCI 提供良好的安全保障,患者在同一间手术室内即完成完全再血管化,避免在传统手术室与导管室之间的转运及相应风险,给患者带来的不仅是手术上的成功,还包括心理上的获益。

任何冠状动脉血运重建的远期预后在很大程度上取决于其血运重建的完整性。冠状动脉 CTO 的存在是不完全血运重建的主要原因。当有多支血管病变和 LAD CTO 的患者接受 HCR 时,LIMA-LAD 吻合可以使完全闭塞的 LAD 血管再通。在 SYNTAX Ⅱ 研究中,当代 CTO 采用 PCI 的成功率达 87%。在 HCR 中结合前向技术和逆行技术,CTO 成功率可能高达 95%。目前关于 HCR 的研究中,尚无包括对 CTO 治疗的分析。

对于多支血管病变和 SYNTAX 评分低危和中危的患者,MIDCAB 手术和 PCI 的联合治疗是一种有希望但未得到充分利用的方法。而 PCI 技术是 HCR 的重要组成环节。

第二节　药物洗脱支架在血运重建中的使用策略

一、左主干和三支血管病变

外科血运重建是目前冠状动脉多支血管病变合并糖尿病患者的推荐治疗策略,对于 SYNTAX 评分 ≤22 分的患者进行 PCI 为 ⅡB 类推荐,对于 SYNTAX 评分>22 分的患者则不推荐进行 PCI。这些建议与 FREEDOM 研究的后续研究结果相符,该研究显示与 CABG 相比,PCI 术后 8 年的病死率更高(24.3% *vs.* 18.3%)。然而,比较冠状动脉三支病变、左主干病变行 PCI(第一代紫杉醇洗脱支架)和 CABG 的非劣效性研究——SYNTAX 研究,公布了两组患者 10 年间的全因死亡率,结果显示并无显著差异(27% *vs.* 24%)。CABG 在三支病变患者中有一定优势,在左主干病变患者中则没有。然而,这两项研究均存在局限性:PCI 组患者使用的是第一代治疗药物洗脱支架(DES),目前已不再使用,而且均只报道了全因死亡率,而不是以患者为导向的心血管终点事件。

EXCEL 研究克服了这些局限性,选用了第二代 DES,并以全因死亡、心肌梗死或脑卒中作为复合终点。5 年随访发现,PCI 组与 CABG 组之间的复合终点没有差异。与 SYNTAX 研究中报道的情况相似,在 3 年和 5 年的随访中,糖尿病和非糖尿病患者两种治疗策略的结局无差异。

二、左主干分叉病变

2019 年,DKCRUSH-V 试验 3 年随访结果公布。结果显示,DK Crush 技术组靶血管病变失败率为 8.3%,明显低于单支架组(16.9%)。这主要是因为 DK Crush 技术降低了靶血管心肌梗死和再次血运重建的发生率。此外,确切的或可能的支架内血栓在 DK Crush 技术组也比单支架组更为少见。值得注意的是,对于复杂病变或高危患者,DK Crush 技术也更胜一筹。然而,欧洲分叉病变俱乐部最近发布的第 14 个共识文件中主张使用临时的 T 形支架技术治疗分叉病变,并建议只有在病变解剖结构复杂,难以进入侧支,或侧支入口处有 >5mm 的隆凸或钙化增加时,才采用两种支架策略。在双支架策略的情况下,欧洲分叉病变俱乐部建议使用 culotte 术式或 TAP 技术,当考虑挤压技术时,建议使用 DK Crush 术。

三、慢性完全闭塞病变

根据《2018ESC/EACTS 心肌血运重建指南》,结合随机对照研究的结果,欧洲分叉病变俱乐部建议,尽管存在最佳药物治疗,但在有症状的情况下应进行 CTO 再通;对于无症状的患者,建议进行缺血负荷评估,如果有证据表明缺血负荷增加(≥左心室面积的 10%),则建议进行 CTO 血运重建。

2019 年发表的 DECISION-CTO 研究结果再次佐证了上述推荐。该研究随访 4 年发现,CTO-PCI 组和无 CTO-PCI 组在死亡、心肌梗死、脑卒中或血运重建的复合终点及生活质量方面没有差异。研究表明,在多支血管病变中,建议使用 CTO 之前应考虑非 CTO 病变的血运重建,以及对局部缺血程度和患者症状进行重新评估。

四、小血管病变和支架内再狭窄

小血管病变进行 PCI 治疗时,主要不良心血管事件和支架内再狭窄引起的再次再血管化发生率较高。BIO-RESORT 研究的 3 年随访数据显示,在病死率、靶血管心肌梗死发生率及支架血栓形成率方面,超薄支架 Orsiro 与极薄支架 Synergy 相较于薄支架 RESOLUTE INTEGRITY 差异无统计学意义;但在再次再血管化方面,超薄支架 Orsiro 表现出色。这些发现强调了 DES 时代支架厚度对小血管病变预后的影响,并且与以前报道的金属裸支架的研究结果一致。

支架内再狭窄是支架治疗失败的最常见原因,目前最有效的两种治疗策略是药物涂层球囊血管成形术或 DES 置入。2019 年公布的 DAEDALUS 研究,分析了 DES 和药物涂层球囊抗再狭窄功效方面的差异。结果显示,与 DES 置入相比,紫杉醇涂层球囊血管成形术靶病变血运重建(TLR)的发生率更高。但是,死亡、心肌梗死或靶病变血栓形成的复合终点在两组之间没有差异。

第三节　特殊情况的处理

一、冠状动脉无复流

冠状动脉无复流是指心外膜冠状动脉狭窄或闭塞被解除后心肌组织水平无灌注的现象。冠状动脉无复流最早于 1966 年通过实验模型提出，之后在 1985 年心肌梗死再灌注的临床试验中得到证实。在导管室无复流现象是指冠状动脉诊疗过程中排除了冠状动脉机械性梗阻（急性闭塞、残余狭窄、严重夹层、高度痉挛或血栓形成等）的存在，冠状动脉造影表现为前向血流畸形减慢。

PCI 后无复流的发生率为 1%~15%。接受 PCI 的急性心肌梗死、SVG 桥血管病变及接受冠状动脉斑块旋磨、旋切手术的患者无复流的发生率增高。

按 Galiuto 分类，无复流分为：①结构性无复流，是指由于微血管结构破坏所致，对药物治疗往往无反应；②功能性无复流，是指微血管结构完整，但由于其功能障碍（如痉挛和栓塞）导致，经处理可改善。

按 Eeckhout 分类，无复流分为：①实验室性无复流，指在实验室条件下诱发无复流；②心肌梗死再灌注性无复流，指急性心肌梗死用药物或器械进行血运重建时发生无复流；③血管性无复流，指常规 PCI 治疗中所产生的无复流。冠状动脉无复流可产生严重心肌缺血危及患者生命，甚至发生心血管系统崩溃导致立即致死。同时，无复流不仅是发生于再灌注当时的急性事件，对患者预后也有明显影响，其住院病死率和心肌梗死发生率比未发生无复流的患者高 5~10 倍；恶性心律失常、心脏破裂、心源性猝死、早期心力衰竭及恢复期心室扩大和重构发生率均明显增加。

二、无复流的病理生理机制

无复流产生的病理生理机制复杂，共同的病理生理基础是微血管水平血流受阻和微循环功能障碍，可能的机制包括微栓子栓塞、微血管痉挛和微结构破坏等。微栓子栓塞主要在急性心肌梗死和急性冠脉综合征的无复流发生中起作用。近年来，PCI 中使用远端保护装置，既可回收血栓和斑块碎片，也可明显减少无复流的发生。微血管痉挛主要是由于血栓碎裂，释放血栓素 A_2 和 5- 羟色胺等缩血管因子，以及缺血再灌注等所导致。再灌注损伤使心脏交感神经兴奋，冠状动脉微小动脉系统弥漫性痉挛，损伤使微血管细胞肿胀、内皮脱落而阻塞血流，可造成微结构破坏，形成结构性无复流。

三、无复流的危险因素

高龄、糖尿病、再灌注时间超过 240 分钟等临床因素，急性心肌梗死、不稳定型心绞痛及

SVG桥病变等血管因素,以及旋磨、旋切等技术因素是发生无复流的危险因素。当急性心肌梗死直接行PCI时,高负荷血栓形成是无复流的独立预测因子。SVG桥行PCI时,发生低复流或无复流的独立危险因素包括不稳定病变、血栓形成、退化的SVG及溃疡性病变等。心肌梗死前心绞痛为急性心肌梗死不发生无复流的独立预测因素。

四、无复流的防治

近年来改善心肌灌注的干预措施进展较快,针对心肌水平灌注的临床试验包括药物方法(血小板糖蛋白GP Ⅱb/Ⅲa受体拮抗剂及血管扩张药)和机械性方法(远端保护装置和血栓抽吸装置)等均获得了较多的循证医学依据。临床研究发现,PCI术前或术中冠状动脉内或外周静脉给药,腺苷、尼可地尔、硝普钠、维拉帕米、地尔硫䓬及GP Ⅱb/Ⅲa受体拮抗剂等,可能可以减少无复流现象发生。在对导管室内冠状动脉无复流提出的处理建议中,预防措施包括:①对弥漫性或富斑块的SVG桥,尤其是退化的SVG桥患者推荐应用远端保护装置;②当应用冠状动脉旋磨术时推荐在冠状动脉内联合应用硝酸甘油、维拉帕米及肝素;③对高危急性冠脉综合征患者可考虑预先应用GP Ⅱb/Ⅲa受体拮抗剂;④对SVG病变及富血栓病变患者推荐直接行支架术,若预扩则推荐较小的预扩压;⑤预防性应用维拉帕米或腺苷。

无复流的初始评估和处理包括:①排除冠状动脉病变处夹层、血栓和痉挛等,冠状动脉内超声显像(IVUS)、远端对比剂注射和/或跨病变压力差有助于判断;②达到充分的激活全血凝固时间(activated clotting time of whole blood,ACT)水平,如果应用GP Ⅱb/Ⅲa受体拮抗剂,应使用普通肝素(unfractioned heparin,UFH)使ACT达到250~300秒;如果不应用GP Ⅱb/Ⅲa受体拮抗剂,应使用普通肝素使ACT>300秒;如果应用直接凝血酶抑制剂,则应使ACT达到325~375秒;③气道管理和供氧;④处理潜在的迷走反射,补液和应用阿托品;⑤血流动力学不稳定者应用静脉补液、升压药、主动脉内球囊反搏(IABP)等以维持足够的灌注压;⑥冠状动脉内注射硝酸甘油(100~200μg,可重复给药4次)以排除血管痉挛;⑦GP Ⅱb/Ⅲa受体拮抗剂;⑧通过微导管至冠状动脉病变远端行超选择性药物治疗。一旦发生无复流的一线处理:腺苷10~20μg弹丸式注射;维拉帕米100~200μg冠状动脉内注入,如果有临时起搏器支持,则100μg/min冠状动脉内注入可直至总量达1 000μg;硝普钠50~200μg冠状动脉内注入,总量可达1 000μg。

无复流的发病机制复杂,是多因素造成的,具体机制尚未完全阐明。无复流预后不佳,因此须迅速做出诊断和治疗,进一步研究其发生机制和治疗方法可使这类患者在短期内和长期预后方面均获益。

(张智勇　李惟铭　王乐丰　孙　昊)

参考文献

［1］ GOLDMAN S, ZADINA K, MORITZ T, et al. Long-term patency of saphenous vein and left internal mammary artery grafts after coronary artery bypass surgery: results from a Department of Veterans Affairs Cooperative Study [J]. J Am Coll Cardiol, 2004, 44 (11): 2149-2156.

［2］ GAUDINO M, ANTONIADES C, BENEDETTO U, et al. Mechanisms, Consequences, and Prevention of Coronary Graft Failure [J]. Circulation, 2017, 136 (18): 1749-1764.

［3］ OTSUKA F, YAHAGI K, SAKAKURA K, et al. Why is the mammary artery so special and what protects it from atherosclerosis？ [J]. Ann Cardiothorac Surg, 2013, 2 (4): 519-526.

［4］ ROSENBLUM J M, HARSKAMP R E, HOEDEMAKER N, et al. Hybrid coronary revascularization versus coronary artery bypass surgery with bilateral or single internal mammary artery grafts [J]. J Thorac Cardiovasc Surg, 2016, 151 (4): 1081-1089.

［5］ REICHER B, POSTON R S, MEHRA M R, et al. Simultaneous "hybrid" percutaneous coronary intervention and minimally invasive surgical bypass grafting: feasibility, safety, and clinical outcomes [J]. Am Heart J, 2008, 155 (4): 661-667.

［6］ BONATTI J, SCHACHNER T, BONAROS N, et al. Robotically assisted totally endoscopic coronary bypass surgery [J]. Circulation, 2011, 124 (2): 236-244.

［7］ KAYATTA MO, HALKOS M E, PUSKAS J D. Hybrid coronary revascularization for the treatment of multivessel coronary artery disease [J]. Ann Cardiothorac Surg, 2018, 7 (4): 500-505.

［8］ GIAMBRUNO V, JONES P, KHALIEL F, et al. Hybrid Coronary Revascularization Versus On-Pump Coronary Artery Bypass Grafting [J]. Ann Thorac Surg, 2018, 105 (5): 1330-1335.

［9］ SONG Z, SHEN L, ZHENG Z, et al. One-stop hybrid coronary revascularization versus off-pump coronary artery bypass in patients with diabetes mellitus [J]. J Thorac Cardiovasc Surg, 2016, 151 (6): 1695-1701.

［10］ PUSKAS J D, HALKOS M E, DEROSE J J, et al. Hybrid Coronary Revascularization for the Treatment of Multivessel Coronary Artery Disease: A Multicenter Observational Study [J]. J Am Coll Cardiol, 2016, 68 (4): 356-365.

［11］ HARSKAMP R E, BRENNAN J M, XIAN Y, et al. Practice patterns and clinical outcomes after hybrid coronary revascularization in the United States: an analysis from the society of thoracic surgeons adult cardiac database [J]. Circulation, 2014, 130 (11): 872-879.

［12］ SERRUYS P W, MORICE M C, KAPPETEIN A P, et al. Percutaneous coronary intervention versus coronary-artery bypass grafting for severe coronary artery disease [J]. N Engl J Med, 2009, 360 (10): 961-972.

［13］ ESCANED J, COLLET C, RYAN N, et al. Clinical outcomes of state-of-the-art percutaneous coronary revascularization in patients with de novo three vessel disease: 1-year results of the SYNTAX Ⅱ study [J]. Eur Heart J, 2017, 38 (42): 3124-3134.

［14］ PARK D W, KIM Y H, YUN S C, et al. Comparison of zotarolimus-eluting stents with sirolimus-and paclitaxel-eluting stents for coronary revascularization: the ZEST (comparison of the efficacy and safety of zotarolimus-eluting stent with sirolimus-eluting and paclitaxel-eluting stent for coronary lesions) randomized trial [J]. J Am Coll Cardiol, 2010, 56 (15): 1187-1195.

［15］ STONE G W, RIZVI A, NEWMAN W, et al. Everolimus-eluting versus paclitaxel-eluting stents in coronary artery disease [J]. N Engl J Med, 2010, 362 (18): 1663-1674.

［16］KAISER C, GALATIUS S, ERNE P, et al. Drug-eluting versus bare-metal stents in large coronary arteries [J]. N Engl J Med, 2010, 363 (24): 2310-2319.

［17］JENSEN L O, THAYSSEN P, HANSEN H S, et al. Randomized comparison of everolimus-eluting and sirolimus-eluting stents in patients treated with percutaneous coronary intervention: the Scandinavian Organization for Randomized Trials with Clinical Outcome Ⅳ(SORT OUT Ⅳ)[J]. Circulation, 2012, 125 (10): 1246-1255.

第十二章
复合冠状动脉血运重建术围手术期抗栓策略

随着近年来微创冠状动脉旁路移植（MIDCAB）技术的进步及药物洗脱支架（DES）的出现，复合冠状动脉血运重建术（HCR）得到较快发展，国内外多项研究也证实了该手术方式的安全性和有效性，与传统的冠状动脉旁路移植术（CABG）相比有很好的近中期效果。查找文献发现，目前世界范围内的 HCR 手术总体病例数较少，占同期 CABG 手术比例的 0.5%，造成应用率如此之低的主要原因是一些基础问题没有得到解决，如选择"一站式"HCR 还是"分站式"HCR，"分站式"HCR 的手术顺序，HCR 围手术期抗栓治疗方案等。

第一节　手　术　类　型

"一站式"HCR 是指 MIDCAB 和 PCI 两部分同期在同一间复合手术室内完成，通常情况下先通过 MIDCAB 完成 LIMA 与 LAD 吻合，紧接着通过 PCI 完成非 LAD 血管的介入治疗。"一站式"HCR 手术方式的优势与局限性详见第七章第二节。

"分站式"HCR 是指 MIDCAB 与 PCI 两部分分期完成，时间相差数小时到 60 天，手术方式可以分为 MIDCAB 先行，术后再择期行 PCI，或者 PCI 先行，术后择期行 MIDCAB，不同方式的优缺点详见第七章第二节。

因此，不论行何种术式都有其优劣，HCR 手术虽有很多优势，但在多种方式的选择中，哪种方式更优依然没有大量数据作为支撑，缺乏循证医学证据。

第二节 围手术期抗栓方案

HCR 围手术期抗栓治疗包括抗凝和抗血小板治疗,需谨慎评估和平衡外科手术出血和内科支架抗凝、抗血小板治疗之间的关系,推荐根据患者 GRACE 缺血评分及 CRUSADE 出血评分进行个体化治疗。视具体情况调整双联抗血小板治疗(DAPT)和普通肝素(UFH)的使用和剂量。目前国内常用的抗血小板药物包括阿司匹林、氯吡格雷和替格瑞洛,抗凝药物包括普通肝素、低分子肝素(low molecular weight heparin,LMWH)和比伐芦定。国内外针对 HCR 抗栓治疗的指南尚未出现,不同手术方式抗栓治疗的方案也各不相同,根据国内 2017 版的专家共识及国外的一些技术指南,有以下几种方案。

一、"一站式"复合冠状动脉血运重建术围手术期抗栓方案

(一) 方案一

采用胸骨下端小切口 MIDCAB 的 HCR 推荐选用。

1. **术前** 阿司匹林 100mg/d,直到手术当天清晨;氯吡格雷在手术之前 3~5 天停用。

2. **MIDCAB 阶段** UFH(100~120U/kg):在 MIDCAB 手术期间使用,保持激活全血凝固时间(ACT)>300 秒。当 MIDCAB 手术完成 LIMA-LAD 吻合后,使用鱼精蛋白硫酸盐进行肝素逆转。

3. **PCI 阶段** 氯吡格雷在 MIDCAB 之后,验证 LIMA-LAD 桥血管通畅后,于 PCI 之前,通过鼻胃管给药 300mg;UFH:当 PCI 期间 ACT<200 秒时,按 100U/kg 给药,维持 ACT>200 秒,然后完成 PCI 手术。

此方法以中国医学科学院阜外医院为代表。对此 HCR 方案中抗凝及术后抗血小板方案的研究结果显示,术中与术后的出血和血栓风险均与常规 CABG 无明显差异,具有临床参考意义。

(二) 方案二

采用左胸前外侧切口或机器人辅助 MIDCAB 的 HCR 推荐选用

1. **术前** 阿司匹林 100mg/d,手术时无须停药;氯吡格雷术前 3~5 天停用。

2. **MIDCAB 阶段** UFH(100~120U/kg):在 MIDCAB 手术期间使用,保持 ACT>300秒。当 MIDCAB 手术完成 LIMA-LAD 吻合,不使用鱼精蛋白硫酸盐进行肝素中和。

3. **PCI 阶段** 氯吡格雷在"一站式"HCR 术前 30 分钟给予 300mg 或术中 MIDCAB后,验证 LIMA-LAD 桥血管通畅后即刻给予 300mg 鼻饲给药(或替格瑞洛 180mg 鼻饲给药),然后行 PCI 手术;UFH 肝素:当 PCI 期间 ACT<200 秒时,进行 100U/kg 给药,维持 ACT>200 秒,然后完成 PCI 手术。

此外,英国 *London Health Sciences Centre* 发表的 HCR 技术指南中,将比伐芦定作为抗

凝剂替代 UFH 用于 HCR 手术设计中,其用药顺序与用量如下:手术前,阿司匹林 81mg/d;MIDCAB 术中结扎 LIMA 前,给予比伐芦定 0.75mg/kg 静脉注射;整个 MIDCAB 与 PCI 期间持续应用比伐芦定 1.75mg/(kg·h)静脉注射,保持 ACT>300 秒;确认 LIMA-LAD 桥血管的通畅性后,通过鼻胃管给药,具体药物及剂量为氯吡格雷 300mg;PCI 结束或整个手术开始 2 小时后,停止给予比伐芦定。

目前,国内、外的心脏中心进行"一站式"HCR 手术时,大多数选择方案二的抗凝、抗血小板应用策略,具体实施阶段可由"心脏团队"根据临床情况选择 HCR 抗血栓方案。

二、"分站式"复合冠状动脉血运重建术围手术期抗栓方案

由于"分站式"HCR 术中 MIDCAB 和 PCI 是分阶段进行的,未能实现一次手术的完全再血管化,两次手术的间隔期未干预血管再发缺血的风险难以避免,内外科治疗所需的凝血状态存在矛盾,这就要求临床医师在预防支架内血栓形成及术后出血之间探求平衡,因此制订安全、有效的抗凝及抗血小板方案显得更为重要。

"分站式"HCR 手术中 MIDCAB 先行的方式较为常见,国内外常用的抗凝方案在沿用 2011 年 ACCF/AHA 指南推荐的同时,根据临床实际情况制订更为具体的策略。

1. 先行 MIDCAB　此为最普遍的 HCR 情形之一,其优势在于可以根据 MIDCAB 与 PCI 的用药指南进行给药,而不受彼此手术使用药物的影响。其术间出血与术后血栓的风险均在各自指南控制范围之内。MIDCAB 术中 UFH 可以通过鱼精蛋白逆转。在 MIDCAB 术后、在 PCI 术前或术后,开始常规使用氯吡格雷或替格瑞洛负荷(在 PCI 术前 6 小时以上给予 300mg 氯吡格雷,或者 180mg 替格瑞洛)。

2. 先行 PCI　虽然在 MIDCAB 前行非 LAD 病变 PCI 有其优势,尤其是对于靶血管非 LAD 者,但是在此 HCR 中、PCI 术后,尤其是 DES 置入后需要维持 DAPT 来降低支架内血栓的风险,这与 MIDCAB 前需要停止 DAPT 降低出血风险相矛盾。另外,先行 PCI 再行 MIDCAB 则难以在术中常规检查 LIMA 的通畅性,故多数心脏中心不把此方法作为首选。先行 PCI 时,通常在 PCI 术后使用 DAPT 方案,2~3 周后在 MIDCAB 术前 3~5 天停用氯吡格雷,继续服用阿司匹林,MIDCAB 术后胸腔引流量<50ml/h 并持续 3 小时以上后恢复 DAPT。也有报道仅 MIDCAB 当天停用 1 次抗血小板药物,术后次日恢复常规抗血小板治疗。

第三节　复合冠状动脉血运重建术后抗栓治疗策略

无论是"一站式"还是"分站式"HCR,抗血小板治疗都是术后二级预防的基石,是减少 HCR 患者主要不良心脑血管事件(MACCE),提高远期生存率的重要措施之一。

一、抗血小板治疗

1. **阿司匹林** 所有无阿司匹林禁忌证的行 HCR 的患者均应给予阿司匹林 100mg/d,术前及术中无须停药,术后长期维持。若患者对阿司匹林不耐受、过敏或存在阿司匹林抵抗,可给予氯吡格雷 75mg/d 替代。

2. **氯吡格雷** HCR 患者行 PCI 置入 DES 后应在阿司匹林的基础上增加 P2Y12 受体拮抗剂——氯吡格雷 75mg/d 进行 DAPT,并维持至少 12 个月;置入金属裸支架(BMS)的患者术后至少应接受 4 周的 DAPT。

3. **替格瑞洛** 对于行 HCR 的急性冠脉综合征患者,若无替格瑞洛使用禁忌,建议在 PCI 时首选给予替格瑞洛 180mg 负荷剂量,并与阿司匹林共同维持至少 12 个月的 DAPT。对于氯吡格雷抵抗的 HCR 患者,应使用替格瑞洛 180mg 负荷后,以每次 90mg、每天 2 次的剂量维持至少 12 个月。

二、抗凝治疗

HCR 术后与传统 CABG、PCI 术后一样,一般不需要常规抗凝治疗。

1. HCR 的患者在 MIDCAB 术后桥血管通畅的情况下,不应常规使用华法林抗凝治疗,除非患者有其他长期抗凝治疗的适应证(如心房颤动、静脉血栓栓塞或人工机械瓣膜)。

2. 在获取更多的安全数据之前,MIDCAB 术后患者不应早期常规应用达比加群、阿哌沙班、利伐沙班等替代华法林的抗凝药物。

近年来,新型的抗凝及抗血小板药物层出不穷,如比伐芦定、阿加曲班等,均是直接的凝血酶抑制剂,利伐沙班则是直接的 X a 因子抑制剂,与传统抗凝药物相比,它们同样可以显著降低缺血事件和出血风险。新型抗血小板药物 P2Y12 抑制剂如普拉格雷、替格瑞洛、坎格瑞洛等具有良好抗血小板疗效,与氯吡格雷相比,具有起效快、可逆性、与其他药物合用相互作用少等优势,基于上述优点,新型抗血小板药物的应用可能对 HCR 平衡围手术期出血和急性支架血栓风险起到重要作用。随着冠心病患者的危险分层体系越来越成熟,根据患者不同的出血及缺血风险制订个体化的抗栓治疗方案也是 HCR 手术的发展趋势。

(郭玉林　杨新春)

参考文献

[1] 胡盛寿,杨跃进,郑哲,等.《中国心血管病报告 2018》概要 [J]. 中国循环杂志, 2019, 34 (3): 209-220.

[2] 中国冠状动脉杂交血运重建专家共识 (2017 版) 编写组. 中国冠状动脉杂交血运重建专家共识 (2017 版)[J]. 中华胸心血管外科杂志, 2017, 33 (8): 449-455.

[3] HARSKAMP R E, BRENNAN J M, XIAN Y, et al. Practice patterns and clinical outcomes after hybrid coronary revascularization in the United States: an analysis from the society of thoracic surgeons adult

cardiac database [J]. Circulation, 2014, 130 (11): 872-879.

［4］ SHEN L, HU S, WANG H, et al. One-Stop Hybrid Coronary Revascularization Versus Coronary Artery Bypass Grafting and Percutaneous Coronary Intervention for the Treatment of Multivessel Coronary Artery Disease [J]. Journal of the American College of Cardiology, 2013, 61 (25): 2525-2533.

［5］ 陈红卫, 袁义强, 潘砚鹏, 等. "分站式" 复合技术治疗冠状动脉多支病变的临床应用 [J]. 中国胸心血管外科临床杂志, 2015 (22): 607-609.

［6］ HARSKAMP R E, VASSILIADES T A, MEHTA R H, et al. Comparative effectiveness of hybrid coronary revascularization vs coronary artery bypass grafting [J]. J Am Coll Surg, 2015, 221 (2): 326-334.

［7］ MODRAU I S, HOLM N R, MÆNG M, et al. One-year clinical and angiographic results of hybrid coronary revascularization [J]. J Thorac Cardiovasc Surg, 2015, 150 (5): 1181-1186.

［8］ HAN Y, GUO J, ZHENG Y, et al. Bivalirudin vs heparin with or without tirofiban during primary percutaneous coronary intervention in acute myocardial infarction: the BRIGHT randomized clinical trial [J]. JAMA, 2015, 313 (13): 1336-1346.

［9］ MEGA J L, BRAUNWALD E, WIVIOTT S D, et al. Rivaroxaban in patients with a recent acute coronary syndrome [J]. N Engl J Med, 2012, 366 (1): 9-19.

第十三章

术中瞬时血流测定及冠状动脉造影在复合冠状动脉血运重建术中的应用

冠状动脉旁路移植术（CABG）是冠心病重要的有效治疗方法之一，而手术远期获益的关键在于桥血管的通畅率。影响桥血管通畅率的因素有很多，包括桥血管种类、靶血管及其供血区域、术中外科吻合情况、术后冠心病二级预防情况、患者自身及遗传因素等。在复合冠状动脉血运重建术（HCR）中，外科微创冠状动脉旁路移植（MIDCAB）的手术质量控制，对于左乳内动脉（LIMA）到左前降支（LAD）桥血管的通畅情况及 HCR 手术的远期获益至关重要。

第一节　术中瞬时血流测定在复合冠状动脉血运重建术中的应用

一、术中瞬时血流测定概述

术中瞬时血流测定（TTFM）是术中评价桥血管吻合质量的重要方法之一。由 Canver 和 Dame 于 1994 年首次报道应用于临床，由此发现了因乳内动脉（IMA）扭曲导致的异常阻抗。在这之后，越来越多的研究着眼于 TTFM。Sanaz 等对 60 例患者术中测量 LIMA 吻合前后血流量，发现 TTFM 是术中评价 LIMA 血流量的良好指标，具有临床可接受的准确性。Gabriele 等对 157 例术中行 TTFM 评价的患者进行了术后 12 个月的造影随访，结果提示平均流量（MGF）低于 15ml/min，搏动指数（PI）值大于 3.0 及收缩期反向血流大于 3% 是移植桥血管衰败的预测因素，提示 TTFM 对于术后 1 年的桥血管质量具有预测作用。多数研究是基于 TTFM 的 MGF、PI 值、舒张期充盈指数来进行评价的，对于 TTFM 血流波形本身的研究文献报道较少，Takami 等应用术中 TTFM 血流波形图行高频傅里叶变换（fast fourier transform，FFT）分析，发现 TTFM 血流波形图的 FFT 分析对于术后早期桥血管通畅情况具有较好的预测价值。

与冠状动脉造影（CAG）及心外膜超声相比，TTFM 对硬件设施和医师个人能力要求较低，操作简单方便，易于术中应用。TTFM 的主要优点有：①测量值相对稳定、准确，不受血红蛋白、心率、血管壁厚度的影响；②操作方便、简单，不用校零；③数据即刻记录存储，可定量、定性分析，指导临床；④可重复测定。TTFM 主要数值包括平均流量（MGF）、搏动指数（PI）、舒张期血流比（diastolic flow，DF）、收缩期反向血流（systolic backward flow，SBF）及高频傅里叶变换（FFT）。临床主要以 MGF、PI 值、舒张期充盈指数作为重要的参考数据。多数研究认为，更高的 MGF 值和更小的 PI 值可能预示更好的术后通畅率，ESC/EACTS 指南也推荐以平均流量值>20ml/min，PI 值<5.0 作为评价桥血管吻合质量的指标。同时，桥血管血流波形图也提示很多信息，因此对于 TTFM 在 CABG 临床实践中的应用不应仅局限于 MGF、PI 值等数值数据，舒张期充盈指数、收缩期反向血流、高频傅里叶变换等波形图的形态也是桥血管质量评价的有效手段，特别是在仪器条件有限的情况下。当评价血管为 LIMA 时，应该着重观察血流波形形态，远期预后较好的桥血管应具有以下特点：①血流以正向为主，无或很少存在双向血流；②无收缩期高尖波；③舒张期血流占比高；④血流波形尽可能结构简单，波形更圆滑，在拥有 FFT 模式的 TTFM 测量仪器中体现为谐波成分频率较低，向主波集中。

二、术中瞬时血流测定技术在冠状动脉旁路移植术中的应用

应用 TTFM 技术测定国人 LIMA 离断后的血流特点，发现波形图为收缩期、舒张期双向血流，其 MGF 与实际血流量有很好的相关性，PI 值为 1.0 左右。有报道 LIMA 平均血流达到 60ml/min 方可用于 CABG，有研究显示：国内人群实际流量及测定血流量均小于此数，但实际应用效果很好，可能与血管离断部位、取材方法和血管是否有痉挛等因素有关，只要具有典型 LIMA 的 TTFM 波形图即可使用，MGF 只是其中的技术参数之一。LIMA-LAD 典型波形图，分为舒张期及收缩期血流，以舒张期正向血流为主，收缩期血流下降，到左心室等容收缩期血流通过吻合口逆向流动形成负值。

PI 值是评估吻合口通畅的可靠指标之一，理想范围为 1.0~5.0，吻合口技术错误将导致 PI 值明显增加，PI 值越低，提示桥血管通畅率越高；MGF 与吻合口质量、血管两端压力、血管阻力、直径、靶血管分布范围、病变程度及所供应区域存活心肌的多少有关，虽然能较准确地反映血管桥的实际流量，但只有同其他指标结合，才能较好地评估吻合口质量。Walpoth 等报道，吻合口质量存在问题时 MGF 明显降低，纠正后流量明显上升。异常 TTFM 表现为各典型血流波形消失，以收缩期灌注为主，波峰高尖，PI 值明显增加，多大于 5.0，MGF 明显下降。

三、术中瞬时血流测定技术在"一站式"复合冠状动脉血运重建术中应用注意事项

1. 掌握正确的 TTFM 使用方法。
2. 对所测得的结果应综合分析并结合临床（如心电图或血流动力学等指标）。

3. TTFM 异常应首先检查血管有无扭曲,判断其有无痉挛、血管是否过长等,操作过程是否顺利,然后行吻合口阻断试验,慎重决定吻合口是否需要重新吻合。

4. TTFM 是通过 MGF 的变化来判定吻合口质量及血管桥通畅性的,对于严重狭窄(大于血管桥直径的 50%)具有较高的灵敏度及特异度,反之灵敏度较差,应引起重视。

四、左乳内动脉至左前降支桥血管质量控制

在 HCR 手术过程中,通过 TTFM 技术结合 CAG,综合判断 LIMA-LAD 桥血管质量。"一站式"HCR 术中先完成 LIMA-LAD 吻合,使用 TTFM 初步评估桥血管及吻合口质量;介入医师即刻通过 LIMA 造影,多角度、多维度评价桥血管及吻合口的质量;TTFM 技术结合即刻 CAG 造影可准确评估桥血管及吻合口质量。

1. **吻合口及 LIMA 形态观察** 观察 LIMA-LAD 吻合口的形状,吻合口多为钻石样或水滴样,LIMA 足跟部隆起饱满,应无扭曲牵拉或压迫表现,观察 LIMA 分支血管、静脉血管有无出血,LIMA 桥是否有迟发血肿或外膜损伤,LIMA 桥血管长度是否合适,有无牵拉、打折等情况。

2. **TTFM 评估桥血管质量** 在 HCR 手术中,可即刻行 CAG 检查,检查 LIMA-LAD 的通畅情况,也推荐应用 TTFM 检查。应用 TTFM 检查 LIMA-LAD 桥血管时,PI 值多在 1.0~2.0,MGF 为 15~50ml/min。对发现 TTFM 异常者,可通过观察患者有无其他心肌缺血表现,如心电图改变、血流动力学异常,同时可以结合心外膜超声和即刻 CAG,进一步检查吻合口质量,必要时考虑重新行 LIMA-LAD 吻合。

3. **即刻 CAG 检查** 术中即刻 CAG 检查,多为选择性 LIMA-LAD 桥血管造影,可完整看到 LIMA-LAD 桥血管的形状及吻合口的质量,图像清晰、桥血管走行好、前向血流量达到 Ⅱ 级、吻合口的形状呈水滴或钻石样。影像学结果应由两名心脏外科医师评估,结果按照 Fitzgibbon 标准进行评价分组,桥血管无狭窄或狭窄<50% 为 A 组,桥血管或吻合口狭窄 ≥50% 为 B 组,完全闭塞为 0 组,符合 A 组定义为桥血管通畅,B+0 组为桥血管吻合质量不佳,需要手术医师评估,必要时重新行 LIMA-LAD 吻合。

第二节　冠状动脉造影在复合冠状动脉血运重建术中的应用

一、左乳内动脉的解剖特点

左乳内动脉(LIMA)发自左锁骨下动脉,距左锁骨下动脉约 10cm,垂直向下发出,沿途发出心包膈动脉、肋间分支及胸壁穿透支,其中以肋间分支最为重要,它与发自胸主动脉的肋间后动脉吻合,长约 20cm,平均直径 3mm,左乳内动脉具有良好的生物特性,且内径与冠

状动脉相近,是 CABG 手术的首选血管。

二、左乳内动脉造影技巧

LIMA 造影可选择股动脉入路,但同侧桡动脉距 LIMA 开口距离更近,尤其适合下肢动脉或头臂干严重迂曲狭窄的患者。JR 是最常用的导管,5F JR 导管可用于多数 LIMA 造影,完成右冠状动脉及 SVG 桥血管造影后可继续进行 LIMA 造影,如 LIMA 起始部位异常或成角,可选用 LIMA 专用导引导管。

采用左前斜位(left anterior oblique,LAO)60° 可充分伸展主动脉弓,使导管容易进入左锁骨下动脉或头臂干。常采用后前位(posteroanterior,PA)、右前斜位(right anterior oblique,RAO)或 LAO 位使导管进入 LIMA 开口,操作应轻柔以免引起 LIMA 夹层或血管痉挛。到达 LIMA 开口后,应给予硝酸甘油管内注射。

选取 PA 位或小角度 RAO,将 JR 导管置于主动脉弓处,导管尖端朝下,然后逆时针旋转并稍微回撤导管,导管往往可以弹入左锁骨下动脉,主动脉迂曲者,往往需要多次重复才能进入。进入左锁骨下动脉后,如果没有阻力,可在小角度 LAO 或 PA 位继续推送导管超越 LIMA 开口,逆时针旋转导管使其头端朝下并稍稍回撤,此时导管往往可以落入 LIMA 开口内。为避免在推送导管过程中损伤左锁骨下动脉,建议在导管进入左锁骨下动脉后送入弯头导引导丝,沿导丝送入导管。术者必须确定导管尖端位置合适,尤其是与术后 LIMA 开始的 12mm 血管轴向一致。许多患者 LIMA 细小,建议应用小的导管。较细的 LIMA 更易发生痉挛,应用小号造影导管可减少痉挛发生。一旦导管放置靠近 LIMA 开口,缓慢地向左逆时针方向转位或向右顺时针方向转位可较容易插入。如果插入困难,可放置导丝,有助于成功放置导管。短头导管(80~90cm)在上肢入路时更容易,在股动脉入路时也可应用,除非患者特别高或髂动脉、锁骨下动脉有明显的迂曲。短头导管在遇到迂曲的解剖结构或非常远端的病变时可体现其优势。

采用左桡动脉路径可省去导管由主动脉弓进入左锁骨下的操作。直接回撤 TIG 导管至左锁骨下动脉 LIMA 开口近端后,一边缓慢回撤,一边少量注射造影剂,发现 LIMA 开口后轻微旋转,寻找最佳位置。

三、左乳内动脉桥血管的评估

1. **功能学评估**　TTFM 技术是一种简单易行的判断桥血管通畅性的方法。MGF 及 PI 是判断桥血管通畅性的重要指标,使用 TTFM 测量 OPCAB 术中血管桥的流量和形态的参数,对血管桥的通畅程度可以作出直接和可靠的评估,可以及时纠正不通畅的血管桥,提高手术效果。

2. **形态学评估**　LIMA 桥的形态学质量判定可以根据 Fitzgibbon 评分,对桥血管近端吻合口、体部和远端吻合口分别进行评估,整个桥血管的评分由三部分的最低评分决定。

A(优):桥血管吻合口、体部和远端吻合口均无明显狭窄。

B(一般):桥血管任何部位包括近端和远端吻合口出现狭窄,狭窄部位直径小于被移植冠状动脉直径的 50%；或者任何医源性因素导致被移植冠状动脉功能受损大于 50%（即冠状动脉供血区受损大于 50%）。

O（闭塞）：桥血管任何部位 100% 闭塞。

四、左乳内动脉造影的并发症及处理

在行 LIMA 造影时，患者可能会有胸痛。必须警惕急剧的压力升高和非轴向放置导管。LIMA 和锁骨下动脉容易发生医源性夹层，常发生于导管轴向不一致或注射造影剂时未减压，小心移动和插管是非常重要的。TIG 导管在锁骨下动脉内直接推送有导致血管损伤的风险，因此一旦不小心回撤至 LIMA 开口远端，需在导丝指引下送至开口近端重新操作。

轻度夹层可以应用小型号（2.0mm）球囊、低压力（10 标准大气压以下）、长时间（20~30 分钟）扩张以闭合夹层并减轻壁内血肿，严重夹层可考虑支架置入。

LIMA 发出后如果有较大分支向纵隔供血从而导致 LIMA-LAD 血流窃血时，可应用微弹簧圈进行封堵。

五、左乳内动脉造影的相对禁忌证

LIMA 造影的相对禁忌证同常规 CAG，主要是：①碘过敏者，有碘过敏所致休克病史者不宜行 CAG，但碘过敏仅为轻度皮疹，可在使用激素的前提下或使用非离子造影剂行冠状动脉造影；②严重肾功能不全，需要围手术期进行充分水化，必要时考虑术后行血液滤过或血液透析治疗。

（高 杰　张大鹏　刘 宇　何冀芳）

参考文献

［1］GWOZDZIEWICZ M, NEMEC P, SIMEK M, et al. Sequential bypass grafting on the beating heart: blood flow characteristics [J]. Ann Thorac Surg, 2006, 82 (2): 620-623.

［2］NORDGAARD H, SWILLENS A, NORDHAUG D, et al. Impact of competitive flow on wall shear stress in coronary surgery: computational fluid dynamics of a LIMA-LAD model [J]. Cardiovasc Res, 2010, 88 (3): 512-519.

［3］苏丕雄, 刘岩, 李燕君, 等. 冠状动脉旁路移植术瞬时测血流量技术的临床应用 [J]. 中华胸心血管外科杂志, 2003, 19 (1): 29-32.

［4］CUMMINGS I G, LUCCHESE G, GARG S, et al. Ten-year improved survival in patients with multi-vessel coronary disease and poor left ventricular function following surgery: A retrospective cohort study [J]. Int J Surg, 2020, 76: 146-152.

［5］GWOZDZIEWICZ M, NĚMEC P, ŠIMEK M, et al. Sequential Bypass Grafting on the Beating Heart: Blood Flow Characteristics [J]. The Annals of Thoracic Surgery, 2006, 82 (2): 620-623.

［6］HARSKAMP R E, LOPES R D, BAISDEN C E, et al. Saphenous vein graft failure after coronary artery bypass surgery: pathophysiology, management, and future directions [J]. Ann Surg, 2013, 257 (5): 824-833.

[7] TAGGART D P. Bilateral internal mammary arteries: a very important missing trick for coronary artery bypass grafting [J]. Eur J Cardiothorac Surg, 2012, 41 (4): 776-777.

[8] TATOULIS J, BUXTON B F, FULLER J A. Patencies of 2127 arterial to coronary conduits over 15 years [J]. Ann Thorac Surg, 2004, 77 (1): 93-101.

[9] HARSKAMP R E, ALEXANDER J H, FERGUSON T B Jr, et al. Frequency and Predictors of Internal Mammary Artery Graft Failure and Subsequent Clinical Outcomes: Insights from the Project of Ex-vivo Vein Graft Engineering via Transfection (PREVENT) Ⅳ Trial [J]. Circulation, 2016, 133 (2): 131-138.

[10] WILSON P W. Established risk factors and coronary artery disease: the Framingham Study [J]. Am J Hypertens, 1994, 7 (7 Pt 2): 7S-12S.

[11] MYAT A, ASRRESS K N, MCCONKEY H, et al. Physiological assessment of coronary haemodynamics: fractional flow reserve and beyond [J]. EuroIntervention, 2012, 7 (10): 1236-1237.

[12] NEUMANN F, SOUSA-UVA M, AHLSSON A, et al. 2018 ESC/EACTS Guidelines on myocardial revascularization [J]. European Heart Journal, 2019, 40 (2): 87-165.

[13] DE LEON M, STANHAM R, SOCA G, et al. Do Flow and Pulsatility Index within the Accepted Ranges Predict Long-Term Outcomes after Coronary Artery Bypass Grafting? [J]. Thorac Cardiovasc Surg, 2020, 68 (2): 162-168.

[14] SUCCI J E, GEROLA L R, SUCCI GDE M, et al. Intraoperative coronary grafts flow measurement using the TTFM flowmeter: results from a domestic sample [J]. Rev Bras Cir Cardiovasc, 2012, 27 (3): 401-404.

[15] FITZGIBBON G M, KAFKA H P, LEACH A J, et al. Coronary bypass graft fate and patient outcome: angiographic follow-up of 5, 065 grafts related to survival and reoperation in 1, 388 patients during 25 years [J]. J Am Coll Cardiol, 1996, 28 (3): 616-626.

第十四章
复合冠状动脉血运重建术中麻醉管理策略与技术

"一站式"复合冠状动脉血运重建术（HCR）采用左侧开胸微创小切口，避免了体外循环，不需要对主动脉进行操作，已经证实对老年患者及伴有心室功能低下、肾功能不全、肥胖和主动脉严重硬化等的高危患者更为有益。HCR 的蓬勃发展要求麻醉理念、麻醉方法和麻醉管理也要顺应"微创和复合"技术的发展，在技术层面上对围手术期麻醉管理提出了更高的要求。不仅需要麻醉医师熟练掌握传统冠状动脉旁路移植心脏手术麻醉的知识和技术，还需要精通单肺通气技术、控制性低血压管理、复律、经食管心脏超声等多种技术手段，向着更有利于快速周转、加速康复的方向转变。

第一节　冠状动脉循环的解剖和生理特性

心肌的血液供应完全来自于左、右冠状动脉及其分支，右冠状动脉（RCA）通常供应右心房、大部分右心室和部分左心室（后壁）。在亚洲人群中，约 85% 属于右优势型冠状动脉循环，由 RCA 发出后降支（PDA），供应室间隔上后侧和左心室后壁；只有约 15% 的人群属于左优势型冠状动脉循环，PDA 由左冠状动脉发出。左冠状动脉通常供应左心房、大部分室间隔和左心室（间隔、前壁和侧壁）。左冠状动脉主干很短，行走于主动脉与左心房之间，长度仅为 10~15mm，其后便分为左前降支（LAD）和左回旋支（LCX）。LAD 供应室间隔和心室前壁，LCX 供应心室侧壁。在左优势型，LCX 绕房室沟移行为 PDA，供应大部分室间隔后侧和心室后壁。

左右心室冠状动脉血流灌注并不相同。由于右心室压力和张力低于冠状动脉血流灌注压，因此无论收缩期或舒张期，冠状动脉血流均可进入，使右心室得到灌注。而左心室壁厚、室内压高，小动脉呈垂直方向穿过室壁，收缩期时左心室压力升高，接近于体循环动脉血压，可致左心室冠状动脉血流暂时中断；在舒张早期，左心室内压力下降，70%~90% 的冠状动脉血流进入心肌,此时达到左心室最大灌注速率,这就形成了左心室冠状动脉间歇性灌注的独特性。因此,舒张期在冠状动脉循环中十分重要,心率减慢,舒张期延长,可增加冠状动脉循环血流量。

冠状动脉血流与心肌代谢的需求相适应,心肌氧需求是冠状动脉血流最重要的决定因素,两者为平行关系。心肌通常要摄取动脉血中65%的氧气,接近血红蛋白解离曲线的最大值,当心肌氧耗增多、需氧量增加时,不能像其他组织一样从血红蛋白中摄取更多的氧,只能通过增加冠状动脉血流量来代偿。因此,任何心肌代谢需求增加的情况都必须要求冠状动脉血流量随之增加来提高心脏的储备功能。心率及心室舒张末压既是心肌氧供也是心肌氧需的重要决定因素:心率加快、心室壁张力增强、前后负荷增加、心肌收缩性增加等因素都可以增加心肌氧耗;心动过速、动脉舒张压过低、前负荷增加、二氧化碳分压过低和冠状动脉痉挛等因素可以减少冠状动脉血流,减少心肌供氧。此外,贫血、缺氧和2,3-二磷酸甘油酯(2,3-DPG)减少等因素可以直接减少氧供。因此,围手术期应维护血压和心率稳定,临床上可以应用扩血管药降低血管阻力,增加心排血量,减少心肌氧耗,维持心肌氧的平衡。正性肌力药对于正常的心脏,能使心肌收缩性增强,心肌氧耗增加;但对于心力衰竭或心肌缺血的心脏,应用正性肌力药反而可以使心肌氧耗减少,获得明显的治疗效果。

第二节　单肺通气肺损伤及保护性肺通气

HCR手术在进行MIDCAB时,需要全身麻醉双腔气管导管支持下的单肺通气(one-lung ventilation,OLV)技术,才能为手术提供良好的视野和操作空间。然而,OLV可导致双侧肺不同程度的损伤,且其损伤的机制不同,随着双肺通气模式转换为OLV,膨胀侧肺持续通气,其损伤与气压、潮气量相关;非通气侧肺逐渐萎陷,其损伤与缺氧、氧化应激、肺复张及手术操作有关。近年来,部分研究显示,OLV引起的肺损伤与OLV时间密切相关。由于OLV可导致急性肺损伤(acute lung injury,ALI),甚至可引起全身多器官功能衰竭(multiple organ failure,MOF)。因此,OLV相关性肺损伤越来越引起临床医师尤其是麻醉医师的关注。

一、单肺通气时双侧肺不同的肺损伤机制

(一)单肺通气时通气侧肺损伤

1. **气压伤**　气压伤即气道压力损伤,包括吸气峰压、平台压、平均呼吸道压、呼气末正压。在全身麻醉OLV过程中,若发生双腔管位置改变、气道分泌物增多、支气管平滑肌痉挛等情况时,往往会导致气道压力增高,产生气压伤。跨肺压是肺内压与胸膜腔内压之差,其决定了肺容积的大小,是气压伤的主要决定因素。当气道峰压>40cmH₂O或平台压持

续>30cmH$_2$O,更容易产生气压伤。术中气道压力>25cmH$_2$O 的患者术后发生 ALI 的概率比气道压<15cmH$_2$O 的患者高 3 倍;OLV 过程中如果气道压力持续高于 40cmH$_2$O,术后通过影像学检查证实有 35% 的患者发生肺水肿。

2. 大容量性肺损伤 大潮气量导致肺泡过度扩张,可引起肺损伤。其主要机制是吸气末过大的肺容积对肺泡上皮及毛细血管内皮的牵拉导致毛细血管内皮细胞及基膜破坏,液体大量渗出。在 OLV 时如果选择与双肺通气相同的潮气量(10~12ml/kg),可造成 ALI,并且对通气侧肺的损伤较非通气侧更明显。

(二)单肺通气时非通气侧肺损伤

1. 缺氧性肺损伤 OLV 时非通气侧肺由膨胀通气状态转化为萎陷状态,停止气体交换,萎陷侧肺泡内动脉血氧分压(PaO$_2$)降低,诱发低氧性肺血管收缩(hypoxic pulmonary vasoconstriction,HPV),非通气侧肺血管阻力增加,肺血流减少,使肺内血液重新分布。HPV 是机体的一种生理保护机制,当肺萎陷,肺泡内氧含量降低时,萎陷肺的血管出现收缩从而限制血流进入含氧低的肺泡里。HPV 出现在肺萎陷肺泡缺氧 5 分钟左右,于 30 分钟后达到最大限度,使萎陷肺血流减少 50%,从而使萎陷肺能够更接近正常的通气 / 血流比值。这也解释了术中 OLV 后有的患者 PaO$_2$ 下降,但在 30 分钟左右降至最低的原因。

2. 萎陷肺复张性肺损伤 非通气侧萎陷的肺泡从萎陷到复张的过程,需要承受机械应力及张力,相邻肺泡间产生的剪切力叠加,会造成肺泡壁的损伤。肺从萎陷到复张的过程类似肺缺血再灌注的过程,发生类似缺血再灌注损伤的一系列炎症反应,促炎性细胞因子显著增多,如 IL-6、IL-8、IL-10 等,引起非通气侧肺损伤。

3. 氧化应激性肺损伤 在 OLV 时各种因素刺激导致非通气侧肺组织内产生大量高活性分子,如活性氧(reactive oxygen species,ROS),无论是动物实验还是临床研究都提示,OLV 中及萎陷肺复张后都会导致炎症因子及氧化应激反应增加。在实际临床工作中,为避免 OLV 可能引起的低氧血症,很多临床医师经常使用高浓度氧,甚至纯氧,然而吸入高浓度氧将会引起肺内产生大量 ROS,作用于细胞膜中不饱和脂肪酸,使其过氧化,从而损伤细胞膜的正常结构,引起内皮细胞和黏膜通透性增加、炎性细胞浸润,造成肺损伤,其严重程度与 OLV 持续的时间正相关。

二、单肺通气肺损伤与单肺通气时间的关系

随着 OLV 时间的延长,肺损伤程度也会随之增加。有研究发现,短时间 OLV(<1 小时)再双肺通气 1 小时只会引起 IL-1 的信使 RNA(mRNA)表达上调,对毛细血管通透性及氧化应激反应无明显影响,因此应该尽可能缩短 OLV 时间,若需要长时间单肺通气,也应尽量在单肺通气 1 小时后行 1 次双肺通气,可有效减少肺损伤。

三、单肺通气保护性肺通气策略

1. 通气模式 单肺通气通常应用的通气模式有两种:容量控制通气(volume control

ventilation，VCV）和压力控制通气（pressure control ventilation，PCV）。VCV 通常采用小潮气量、较快频率的模式，在保证氧合的前提下减少高容量性肺损伤。与 VCV 相比，PCV 用于 OLV 时能保持较低的气道压和较低的肺内分流，增加氧合指数（oxygenation index，OI），尤其适用于肺功能差、术中气道压高的患者。但 PCV 和小潮气量通气运用于 OLV 时都有可能导致肺泡塌陷和高二氧化碳血症。因此，有学者提出了压力控制通气 - 容量保证（PCV-VG）模式，PCV-VG 模式较单纯的 PCV 和 VCV 模式具有明显优势，不仅可以提高患者的 PaO_2 水平，还可以提高肺的静态和动态顺应性，有助于保持血流动力学稳定，降低机械通气时所发生的肺损伤。通过对 PCV-VG 模式临床研究的不断深入，其优势也将在临床实践中得以展现。

2. **吸入氧浓度**　高吸入气氧浓度（fractional concentration of inspired oxygen，FiO_2）可能会导致吸收性肺不张的发生。在已知的对于胸外科手术患者的临床研究中显示，尽可能低的吸入气氧浓度可以减少氧化性损伤及术后急性肺损伤的发生，手术中只要能维持血氧饱和度（oxygen saturation，SO_2）>90%，应尽量避免纯氧的吸入。但在 HCR 手术中，由于患者存在心肌缺血、心肌氧供需失衡的基础病变，OLV 时，如何在保证氧供需平衡的前提下减少高吸入气氧浓度导致的肺损伤，还有待临床进一步研究和证实。

3. **潮气量**　临床回顾性研究分析显示，单纯低潮气量通气（6~8ml/kg）较传统大潮气量通气（10~12ml/kg）可明显减少患者术后呼吸机相关肺损伤的发生，再联合适当的呼气末正压通气（positive end expiratory pressure，PEEP）还可明显减少术后肺不张、ALI 的发生。尽可能地降低吸入气氧浓度、使用个体化潮气量（tidal volume，VT）、增加功能残气量（如 VT 为 4~6ml/kg，PEEP 设置在 4~10cmH_2O）对 OLV 的肺保护作用已在胸外科手术麻醉管理中达成了初步共识，这对于 HCR 手术中 OLV 下的肺保护是很好的借鉴。

4. **呼气末正压通气**　呼气末正压通气（PEEP）可以保持气道处于一定的扩张状态，使非通气侧肺可以有一定的气体交换，减轻非通气侧肺损伤，同时减少肺内血液分流，提高动脉氧合，是目前防治低氧血症较好的方法。OLV 时，在不影响手术操作空间的前提下对于非通气侧肺给予 5~10cmH_2O 的持续气道正压通气（continuous positive airway pressure，CPAP），不仅可以提高 PaO_2，还有益于 OLV 时的肺保护。

5. **间断性肺复张**　在手术过程中采用间断性肺复张的方法可以使血氧分压增加，改善氧合。但有研究发现，平均 3 小时手术中每 45 分钟膨胀萎陷侧的肺 5 分钟与手术期间不膨胀肺相比，肿瘤坏死因子 -α（tumor necrosis factor-α，TNF-α）、IL-6 增高更明显，反而加重了肺损伤，这可能与萎陷肺多次经历缺血再灌注有关。既然肺复张可引起肺损伤，那么还要不要进行肺复张？多长时间复张一次更合适？大量临床研究表明，单肺通气时每 2 小时肺复张一次对肺发生的复张性损伤最小。

OLV 引起的肺损伤是个复杂的病理生理过程，随着对 OLV 肺损伤机制的不断认识，临床医师在实践中，应运用综合肺保护性通气策略尽可能减少 OLV 带来的肺损伤，减少术后并发症，缩短患者术后恢复时间。

第三节　复合冠状动脉血运重建术中麻醉药物及麻醉方法选择

一、麻醉药物选择

1. 吸入麻醉药　大部分吸入麻醉药都具有冠状动脉扩张作用。越来越多的研究表明，对发生心脏意外事件的高危患者选择恰当的吸入麻醉药可以明显起到保护心肌的作用，在心肌缺血和心肌梗死的情况下，吸入麻醉药反而表现出有益的效应，它们不仅降低心肌氧需还可以保护心肌抵御再灌注损伤（这些效应可能与 ATP 敏感的钾离子通道激活有关）。七氟烷已经被证实对于术后心肌功能有益，甚至可能会降低旁路移植术后长期的患病率和病死率。在体内、外研究中发现，地氟烷具有预处理样保护心肌的作用，它通过激活 K_{ATP} 通道，作用于腺苷 A_1 受体，引起一氧化氮（NO）的释放，从而保护心肌；地氟烷同时还具有不同于其他吸入麻醉药的交感神经兴奋作用，通过激动 α、β 肾上腺素能受体保护心肌。一些证据还显示，吸入麻醉药可增强"顿抑"心肌的恢复。此外，吸入麻醉药由于降低了前负荷和后负荷，即使它们抑制心肌收缩力，也可能对心力衰竭患者具有潜在的益处。此外，地氟烷在 HCR 手术中的应用也为快通道的麻醉实施创造了有利的条件，为患者术后早拔管、早恢复提供了可能。

2. 阿片类药物　尽管单纯使用大剂量阿片类药物（如芬太尼 50~100μg/kg、舒芬太尼 15~25μg/kg）可导致术后长时间的呼吸抑制（12~24 小时），术中知晓发生率高，还可能发生诱导时胸壁僵直、术后肠梗阻及可能的免疫抑制等不良反应，但对于冠状动脉旁路移植手术患者，尤其是术前评估较重的患者，大剂量阿片类药物麻醉带来的较为平稳的血流动力学表现仍是麻醉医师的首选。HCR 手术阿片类药物以舒芬太尼最为常用，如果同时合理地联合应用吸入麻醉药或其他静脉麻醉药，不仅可以减少阿片类药物的用量，还有助于患者术后早苏醒和早拔管。

3. 苯二氮䓬类药物　苯二氮䓬类药物是冠状动脉旁路移植手术麻醉常用的联合用药之一。咪达唑仑以其水溶性、半衰期短、良好的镇静遗忘作用等优点逐渐取代了地西泮。很多文献报道咪达唑仑联合大剂量的阿片类药物可降低全身血管阻力从而出现中度低血压，尤其是左心室功能不佳的患者表现更为明显。有临床研究发现，有的患者使用咪达唑仑后会出现反射性心动过速，甚至有诱发心律失常的风险。但多数临床医师认为，对于左心室功能尚可的患者，它还是安全的。因此，为了避免心脏手术术中知晓的高发，咪达唑仑仍然是麻醉医师的常规选择。

4. 肌肉松弛药　HCR 手术麻醉诱导除了术前已预计气管插管困难者，一般采用非去极化肌肉松弛药施行气管插管。选择对循环影响效应最小的肌肉松弛药最为理想，其中以罗库溴铵、维库溴铵、哌库溴铵最为常用。然而，有临床报道维库溴铵可以使阿片类药物诱导时心动过缓的发生率明显增加，对于术前已有心动过缓症状的患者，维库溴铵的解迷走效应不失为良好的选择，但仍需平衡由此带来的氧耗增加的可能。

二、麻醉方法选择

1. **全静脉麻醉**　全静脉麻醉（total intravenous anesthesia，TIVA）在不停跳冠状动脉旁路移植术（OPCAB）中早已成熟并被广泛应用，在 HCR 手术中依然具有优势，该麻醉方式利于早拔管、早转出重症监护治疗病房（intensive care unit，ICU）、早出院的"快通道"管理理念的实施。使用短效静脉麻醉药物进行全静脉麻醉，运用设定血药浓度值的靶控输注（target controlled infusion，TCI）技术，联合应用丙泊酚（血浆浓度 Cp 1~2μg/ml）和雷米芬太尼（效应部位浓度 Ce 2~8ng/ml），并间断给予肌肉松弛药，实现 HCR 手术快通道麻醉。但需要注意的是，雷米芬太尼半衰期很短，手术结束时必须提供良好可靠的术后镇痛，才能确保患者围手术期血流动力学的稳定。

2. **静脉 - 吸入复合麻醉**　如前所述，许多研究证实吸入麻醉药对心肌缺血具有保护效应；七氟烷与地氟烷是目前对心肌抑制小、消除快的吸入麻醉药。HCR 手术，与传统的 OPCAB 相比，为快通道的麻醉理念提供了更多的可行性。麻醉诱导时除了阿片类药物和肌肉松弛药外，最常联合应用的是丙泊酚（0.5~1.5mg/kg）与依托咪酯（0.1~0.3mg/kg），也可联合使用咪达唑仑（0.02~0.05mg/kg）。术中采用小剂量阿片类药物与吸入麻醉药［0.5~1.5 最低肺泡有效浓度（minimum alveolar concentration，MAC）］联合的静脉 - 吸入复合麻醉维持。使用快通道管理时，芬太尼与舒芬太尼的总剂量一般分别不要超过 15μg/kg 与 5μg/kg，也可以联合应用小剂量丙泊酚［25~50μg/（kg·min）］维持麻醉。静脉 - 吸入复合麻醉的主要优点是能对麻醉药浓度与麻醉深度进行迅速调节，维持术中血流动力学的稳定。

第四节　复合冠状动脉血运重建术中监测

一、血流动力学监测

1. **动脉血压监测**　由于 HCR 手术采用左侧抬高 30° 的体位，因此建议行右侧桡动脉穿刺测压，即时了解动脉血压的变化，有效直观地判断循环功能。动脉血压与心排血量和总外周血管阻力有直接关系，动脉血压的变化可以初步判断心脏后负荷、心肌氧耗和做功及周围组织和器官血流灌注的情况，指导合理使用血管活性药物。

2. **中心静脉压监测**　中心静脉压（central venous pressure，CVP）反映了右心房和右心室充盈的驱动力，可以用来评估血容量、前负荷及右心功能。CVP 的正常值为 0.5~1.2kPa（5~12cmH_2O），<0.25kPa（2.5cmH_2O）表示心腔充盈欠佳或血容量不足，>1.5~2.0kPa（15~20cmH_2O）

往往提示右心功能不全。临床上影响 CVP 的因素很多,它的高低取决于心功能、血容量、静脉血管张力、胸膜腔内压、静脉血回流量和肺循环阻力等因素,其中尤以静脉回流与右心室排血量之间的平衡关系最为重要,因此连续测定观察 CVP 的变化,比单次的绝对值更具有临床指导意义。

3. 心输出量、肺动脉压和肺毛细血管楔压(pulmonary capillary wedge pressure, PCWP)监测 在 HCR 手术中,LIMA 与 LAD 的吻合是在左侧肋间小切口、单肺通气下完成的,该过程心脏位置改变不大,尽管有报道称使用固定器吻合 LAD 时平均肺动脉压(pulmonary arterial pressure, PAP)增加 30%,平均动脉压降低 11%,但由于 HCR 手术时其他冠状动脉的再血管化均在介入操作下完成,避免了普通常温搭桥吻合回旋支和右冠状动脉时对心脏的牵拉抬起、移位、折叠等操作。因此,整个围手术期血流动力学指标比较平稳、麻醉干预较少。Swan-Ganz 漂浮导管的放置可根据患者的情况决定。对于高危患者,Swan-Ganz 导管可以将压力监测与容量监测融为一体,有助于及时准确判断患者的容量状态,指导液体治疗。左心室舒张期末容量(left ventricular end diastolic volume, LVEDV)能精确反映左心室的前负荷,更好地评估左心功能。

二、心电图监测与心外除颤电极片

术中常规多导联心电图监测和记录对缺血性心脏病患者是至关重要的,尤其是即时 ST 段趋势的改变对术中可能出现的心肌缺血有辅助诊断意义。如果心电图出现 T 波、ST-T 段、R 波的改变和 / 或病理性 Q 波,常常提示有不同程度的心肌缺血、传导异常或急性心肌梗死的可能。

由于 HCR 手术的微创性,心脏显露有限,需要在麻醉诱导前贴好特殊的心外除颤电极片,连接体外除颤仪,以满足术中可能的需要。

三、血气监测

血气分析能直接测定动脉氧分压(partial pressure of oxygen, PO_2)、动脉二氧化碳分压(partial pressure of carbon dioxide, PCO_2)、动脉氢离子浓度(pH),并推算出一系列参数,反映肺呼吸功能及酸碱平衡状态,判断肺换气能力,指导临床医师对呼吸参数的调整和机械通气模式的选择。对于需要单肺通气模式下完成的 HCR 手术,及时的血气分析尤为重要。

四、经食管超声心动图监测

HCR 术中经食管超声心动图(transesophageal echocardiography, TEE)监测不仅可以了解左心整体功能,尤其是左心室舒张功能;还可以监测前后负荷的变化;并对手术中有可能诱发的心肌缺血和梗死有及时发现并治疗的重要意义。TEE 检测室壁运动异常相对于 ECG 的 ST 段改变,对判断心肌缺血更为敏感。

五、麻醉深度监测

除了必需的血流动力学、体温和尿量的常规监测外,HCR 手术患者建议进行麻醉深度(depth of anesthesia)监测,尤其是因血流动力学不稳定而降低麻醉深度时,对减少术中知晓的发生尤为必要,同时还可以指导麻醉药物的使用和满足快通道麻醉的需要。

第五节　复合冠状动脉血运重建术围手术期麻醉管理策略

一、术前评估

HCR 手术与以往常规的冠状动脉旁路移植手术最大的不同就在于,需要在全身麻醉双腔管单肺通气下完成 MIDCAB。术前全面、完善的心功能、呼吸功能评估对于麻醉方案的制订和患者的预后至关重要。$FEV_1/FVC\%$(第 1 秒用力呼气容积占肺活量比例)<70% 的患者术后发生呼吸功能不全的风险性增加。术前存在心功能不全、肺通气/血流(V/Q)比例失调的患者难以耐受较长时间的单肺通气;合并慢性阻塞性肺疾病(chronic obstructive pulmonary disease,COPD)会明显增加手术中单肺通气低氧血症的风险。对于麻醉医师而言,充分预测双腔管插管和定位难度,准备好可视喉镜和光导纤维气管镜是很有必要的。HCR 手术对于预期操作复杂的手术、呼吸功能不全、心功能严重不全的患者应慎重。

1. **心脏功能评估**　除了正确评估心脏功能常规分级、了解围手术期心电图变化、详细解读冠状动脉造影结果、了解病变累及血管及侧支循环的情况外,要特别关注射血分数和心室顺应性。射血分数是指左心室或右心室收缩末期射出的血量占心室舒张末期容量的百分比,主要反映心肌收缩力,在心功能受损时比心输出量指标敏感。成人左室射血分数(left ventricular ejection fraction,LVEF)正常值为 60% ± 7%,右室射血分数(right ventricular ejection fraction,RVEF)正常值为 48% ± 6%。一般认为 LVEF<50% 或 RVEF<40% 即为心功能不全。心肌梗死患者若无心力衰竭,射血分数多在 40%~50%;如果出现症状,射血分数多在 25%~40%;如果在休息时也有症状,射血分数可能<25%。心室顺应性可以反映心脏舒张功能,左心室舒张功能失调是冠心病早期征象,当心室顺应性明显下降时,心室的舒张末压力可明显升高,如果仅根据压力指标进行调整,则应减低心脏前负荷,但这样会造成实际上心室容量负荷处于不足的状态,正确的治疗应该是先改善心室顺应性,再适当地增加心室前负荷。

2. **呼吸功能评估**　术后肺部并发症是影响 HCR 手术患者围手术期康复和预后的重要原因,临床表现为低氧血症、肺炎,甚至是急性呼吸窘迫综合征(acute respiratory distress syndrome,ARDS)等,导致患者治疗费用增加、康复延迟、氧疗或机械通气时间延长,甚至病死率显著升高。术前应进行肺部并发症风险的专项评估,包括术前肺功能检查、胸部 CT、血气分析等,以识别肺部并发症高危患者。对于术前难以完成肺功能检查的患者,血气分析是判断患者术前肺部气体交换能力、评估手术单肺通气耐受力的良好指标。术前已经确认的肺部并发症高风险患者,术中通气策略的选择应基于下述肺部并发症重要风险因素进行:年龄>50 岁;体重指数(body mass index,BMI)>40kg/m^2;ASA 分级>2;阻塞性睡眠呼吸暂停;术前贫血;术前低氧血症;通气时间>2 小时。

二、麻醉诱导和维持

任何缺血性心脏病患者,在心肌氧耗超过氧供时,其冠状动脉缺血症状就会表现出来,麻醉医师在整个手术过程中都应该努力维持心肌氧供需的平衡。

麻醉诱导可以选择:依托咪酯 0.1~0.2mg/kg;阿片类药物(芬太尼 20~50μg/kg,舒芬太尼 10~20μg/kg);非去极化肌肉松弛药(罗库溴铵、维库溴铵、阿曲库铵、哌库溴铵等);合并或不合并咪达唑仑 0.05~1.00mg/kg;合并或不合并丙泊酚 0.5~1.0mg/kg。

麻醉维持以静脉 - 吸入复合麻醉为主。在整个麻醉诱导和维持过程中控制心率和血压,合理调控前负荷和后负荷对成功管理 HCR 手术患者术中平稳尤为重要。在进行 LIMA-LAD 的搭桥手术操作时,应在保证正常血压和心排血量的前提下尽量减慢心率,增加冠状动脉血流,保证有效灌注压。介入过程由于创伤很小,仅维持一个基础的麻醉深度即可,此时除了对各项生命体征的监测管理外,还应密切关注胸腔引流液的变化,以及凝血功能的监测,维持满意的激活全血凝固时间(ACT)。

三、肺保护性通气方案

HCR 手术,首先在左侧开胸小切口直视或腔镜辅助下获取 LIMA,之后借助固定器行不停跳 LIMA-LAD 吻合,整个过程需要单肺通气以显露良好视野,提供手术操作空间。外科医师 MIDCAB 操作结束后,即可以转换为双肺通气模式;在 PCI 操作之前,建议将双腔气管导管更换为单腔气管导管,以便于术后呼吸管理。HCR 手术为心脏快通道麻醉提供了更大的可行性,对于条件允许、术后可以在较短时间内脱机拔管的患者,可以不更换单腔气管导管,以减少反复插管可能造成的损伤。完整的肺保护性通气方案应包括:麻醉诱导、双腔气管导管置入;双腔气管导管更换成单腔气管导管通气;拔除气管导管后呼吸支持的全部过程。从麻醉诱导到单肺通气:给予纯氧通气;气管插管后行手法复张;双肺通气潮气量设定在 6~8ml/kg;PEEP 在 3~10cmH$_2$O。

单肺通气时:①潮气量应该设定在 4~6ml/kg;② PEEP 应该设定在 3~10cmH$_2$O(应当注意患者术前存在的肺部疾病,PEEP 对于肺功能正常的患者和存在阻塞性肺疾病患者的作用是不同的);③吸入氧浓度在 60%~80%(保持氧饱和度在 92%~96%),在保证氧供的前提下尽量不使用 100% 纯氧;④在刚开始单肺通气时可以给予手法复张;⑤呼吸频率在 14~20 次 /min,将 PaCO$_2$ 维持在 35~50mmHg,防止机体 CO$_2$ 分压改变可能引起的冠状动脉痉挛和 / 或心肌缺血(PaCO$_2$<25mmHg 可导致冠状动脉痉挛,心肌缺血;PaCO$_2$>50mmHg,

可导致心动过速,心脏做功及氧耗增加,诱发心肌缺血);⑥吸呼比 1∶2.0 或 1∶1.5(限制性通气功能障碍患者吸呼比 1∶1~2∶1,阻塞性通气功能障碍患者吸呼比 1∶4~1∶6);⑦通气模式在保证气道压的前提下,容量控制模式(VCV)和压力控制模式(PCV)都可以,如果气道压>30cmH$_2$O,应选择压力控制模式,间断性的手法肺复张对肺保护性通气是有利的,复张时的压力可以慢慢增加到 30cmH$_2$O,多次重复;⑧在不影响手术操作的前提下,非通气侧可给予高频通气,持续正压通气或高流量氧通气,既可以改善 PaO$_2$,又利于肺保护。

单肺通气改为双肺通气:潮气量可以调整为 6~8ml/kg,给予适量的 PEEP。

HCR 手术后的患者,建议尽量缩短呼吸机机械通气的时间,争取尽快拔管,对术后肺功能恢复、减少术后肺部并发症的发生至关重要。对于已存在肺部并发症的患者,给予无创呼吸机支持或吸氧可明显改善预后。具体围手术期肺保护性通气方案详见表 14-1。

表 14-1　复合冠状动脉血运重建术围手术期肺保护性通气方案

呼吸机参数	围手术期不同阶段					
	双肺通气（单肺通气前）	单肺通气	选择性肺复张	双肺通气（单肺通气后）	苏醒期	拔除气管插管后
吸入氧浓度	0.8~1.0	0.6~0.8		0.6~0.8	0.5	0.5
呼气末正压 /cmH$_2$O	3~10	3~10		3~10	3~10	
血氧饱和度 /%		92~96		92~100	92~100	92~100
潮气量 /(ml·kg^{-1})	6~8	4~6		6~8		
通气频率 /(次·min^{-1})	10~14	14~20		10~14		
吸呼比	1∶2	1∶2.0/1∶1.5		1∶2		
气道峰压力 / 气道平台压力 /cmH$_2$O	30/20	30/20	30/–	30/20		
通气模式	VCV/PCV	VCV/PCV	手动通气	VCV/PCV	PSV	NIV
肺复张	气管插管后	在单肺通气或必要时		根据需要		

注:VCV- 容量控制通气;PCV- 压力控制通气;PSV- 压力支持通气(pressure support ventilation);NIV- 无创机械通气(non-invasive mechanical ventilation)。

四、血管活性药物的使用

HCR 手术中血管活性药物的选择与常规旁路移植手术无异。由于心脏位置改变不大,对于在 LIMA-LAD 吻合过程中的低血压过程,机体多能够通过自主调节恢复,一般不需要特殊处理。如果出现持续严重的低血压状态,应该考虑以下几种情况:①存在麻醉过深、容量负荷太少等麻醉因素:需要减浅麻醉深度,给予补充适当的容量负荷;②固定器压迫过度:调节固定器位置;③完全阻断冠状动脉导致的节段性室壁运动异常,需要尽快在吻合口处放置分流栓,减少阻断血流的时间。在 MIDCAB 术后即刻造影发现,在术中持续泵注

Ca^{2+} 离子通道阻滞药——盐酸地尔硫䓬注射剂 $3\sim8\mu g/(kg\cdot min)$,可以有效缓解 LIMA 桥的痉挛。具体术中血管活性药物及血管扩张药物的使用见表 14-2 及表 14-3。

表 14-2 复合冠状动脉血运重建术血管活性药物的使用

	单次静脉滴注	连续输注	肾上腺素能活性			磷酸二酯酶抑制
			α	β	间接	
肾上腺素	2~10μg	1~2μg/min	+	+++	0	0
		2~10μg/min	++	+++	0	0
		>10μg/min 0.01~0.10μg/(kg·min)	+++	++	0	0
去甲肾上腺素		1~16μg/min 0.01~0.10μg/(kg·min)	+++	++	0	0
异丙肾上腺素	1~4μg	1~5μg/min 0.01~0.10μg/(kg·min)	0	+++	0	0
多巴酚丁胺		2~20μg/(kg·min)	0	++	0	0
多巴胺		2~10μg/(kg·min)	+	++	+	0
		10~20μg/(kg·min)	++	++	+	0
		>20μg/(kg·min)	+++	++	+	0
去氧肾上腺素	50~200μg	10~50μg/min	+++	0	0	0
氨力农	0.5~1.5mg/kg	5~10μg/(kg·min)	0	0	0	++
米力农	50μg/kg	0.375~0.750μg/(kg·min)	0	0	0	++
精氨酸血管升压素		2~8U/h	0	0	0	0

注:+,升压药/正性肌力药活性弱;++,升压药/正性肌力药活性一般;+++,升压药/正性肌力药活性明显。

表 14-3 复合冠状动脉血运重建术血管扩张药物的使用

药物种类	连续输注剂量
硝酸甘油	0.5~100μg/(kg·min)
尼卡地平	2.5~10mg/h
前列腺素 E	0.01~0.20μg/(kg·min)
硝酸异山梨酯	0.5~50μg/(kg·min)
盐酸地尔硫䓬缓释胶囊	3~8μg/(kg·min)
左西孟旦	0.1~0.2μg/(kg·min)

五、术中低氧血症的原因及处理

1. 心输出量下降引起氧合下降 HCR 手术单肺通气影响肺循环血流量,使心脏回流血量减少、血压下降;术中的牵拉压迫也可机械地影响心肌收缩,导致血压下降,处理以容量治疗加血管活性药物为主,维持循环的稳定。

2. **肺内分流增加引起氧合下降**　特殊左侧抬高 30° 的体位可使肺内分流比侧卧位时增加;非通气侧肺血管抵抗增加;缺氧性肺血管收缩(HPV)受到麻醉药物的抑制,导致肺内分流增加,有研究表明,吸入麻醉药对 HPV 的抑制作用强于静脉麻醉药丙泊酚;硝酸甘油、硝酸异山梨酯等药物也可降低肺血管阻力,抑制 HPV,加重低氧血症。处理原则:选择适合患者的个体化通气模式,压力控制通气 - 容量保证(PCV-VG)模式较 PCV 及 VCV 模式具有明显优势;在保证麻醉深度的前提下,尽量减少或不使用吸入麻醉药;尽量缩短单肺通气的时间;在不影响手术操作的情况下非通气侧采用高频通气、持续正压通气或高流量氧通气。

六、术中抗栓方案

HCR 手术与常规冠状动脉旁路移植手术不同的是,外科操作需要较完全的鱼精蛋白中和肝素的效果以减少围手术期出血,而 PCI 过程则需特定的抗凝、抗血小板处理,以防止急性、亚急性血栓形成。在离断 LIMA 前,征得外科医师同意后首次给予肝素的剂量为 120~150U/kg,使 ACT ≥ 300 秒,术中 ACT 不足 300 秒的依 ACT 延长范围酌情追加肝素。LAD 血运重建完成后,给予鱼精蛋白 0.5~1 的比例拮抗肝素,之后经胃管给予氯吡格雷 300mg。PCI 术中应维持 ACT ≥ 200 秒,不足 200 秒时可给予肝素 100U/kg,使 ACT 维持在手术安全范围,直至术毕。

HCR 手术,尤其是"一站式"HCR 手术治疗复杂多支血管冠状动脉病变的优势,将会越来越被大家接受和认可。麻醉医师如何更好地进行围手术期心肌保护、肺功能保护,如何真正实现快速康复,任重而道远,需要大量临床实践来完善围手术期麻醉管理。

(陈瑛琪　吴　延　吴安石)

参考文献

［1］ AL ALI A M, ALTWEGG L, HORLICK E M, et al. Prevention and management of transcatheter balloon-expandable aortic valve malposition [J]. Catheter Cardiovasc Interv, 2008, 72 (4): 573-578.

［2］ ANASTASIADIS K, ANTONITSIS P, HAIDICH A B, et al. Use of minimal extracorporeal circulation improves outcome after heart surgery; a systematic review and meta-analysis of randomized controlled trials [J]. Int J Cardiol, 2013, 164 (2): 158-169.

［3］ JEON K, YOON J W, SUH G Y, et al. Risk factors for post-pneumonectomy acute lung injury/acute respiratory distress syndrome in primary lung cancer patients [J]. Anaesth Intens Care, 2009, 37 (1): 14.

［4］ DELA ROCA G, COCIA C. Ventilatory management of one-lung ventilation [J]. Minerva Anestesiol, 2011, 77 (5): 534-536.

［5］ BECK D H, DOEPFMER U R, SINEMUS C, et al. Effects of sevoflurane and propofol on pulmonary shunt fraction during one-lung ventilation for thoracic surgery [J]. Brit J Anaesth, 2001, 86 (1): 38-43.

［6］ FUNAKOSHI T, ISHIBE Y, OKAZAKI N, et al. Effect of re-expansion after short-period lung colapse on pulmonary capilary permeability and pro-inflammatory cytokine gene expression in isolated rabbit lungs [J]. Brit J Anaesth, 2004, 92 (4): 558-563.

[7] MISTHOS P, KATSARAGAKIS S, MILINGOS N, et al. Postresectional pulmonary oxidative stress in lung cancer patients. The role of one-lung ventilation [J]. Eur J Cardiothorac Surg, 2005, 27 (3): 379-383.

[8] UNZUETA M C, CASAS J I, MORAL M V. Pressure-controlled versus volume-controled ventilation during one-lung ventilation for thoracic surgery [J]. Anesth Analg, 2007, 104 (5): 1029-1033.

[9] SONG S Y, JUNG J Y, CHO M S, et al. Volume-controlled versus pressure-controlled ventilation-volume guaranteed mode during one-lung ventilation [J]. Korean J Anesthesiol, 2014, 67 (4): 258-263.

[10] WILLIAMS E A, QUINLAN G J, GOLDSTRAW P, et al. Postoperative lung injury and oxidative damage in patients undergoing pulmonary resection [J]. Eur Respir J, 1998, 11 (5): 1028-1034.

[11] BRASSARD C L, LOHSER J, DONATI F, et al. Step-by-step clinical management of one-lung ventilation: continuing professional development [J]. Can J Anaesth, 2014, 61 (12): 1103-1121.

[12] COSTA LEME A, HAJJAR L A, VOLPE M S, et al. Effect of Intensive vs Moderate Alveolar Recruitment Strategies Added to Lung-Protective Ventilation on Postoperative Pulmonary Complications: A Randomized Clinical Trial [J]. JAMA, 2017, 317 (14): 1422-1432.

第十五章
复合冠状动脉血运重建术后监护

第一节　接诊患者及病情交接

患者术后转运至重症监护病房后,应立即连接呼吸机,呼吸机参数应根据患者身高、体重及具体病情设定,同时连接各项监测设备,包括:心电监测、有创动脉血压监测、无创动脉血压监测、中心静脉压(CVP)监测及脉搏血氧饱和度监测。尽快完成动脉血气及离子分析,根据化验结果调整呼吸机参数。与麻醉医师和手术医师共同进行病情交接。

向麻醉医师详细了解麻醉情况,包括:气管插管是否顺利,是否存在困难插管,单肺通气过程中及恢复双肺通气后患者氧合、通气情况;动静脉穿刺是否顺利、具体穿刺部位;血管活性药物的使用;镇静、镇痛和肌肉松弛药的使用情况;术中输液量及尿量等。

向术者详细了解术中情况,包括:桥血管流量、波形和搏动指数(PI);LIMA-LAD 血管桥术中造影情况;介入治疗采用的方法及处理血管的位置;术中血流动力学变化情况;术中出血和血液制品的输注量;是否有意外情况发生,如出现恶性心律失常、血流动力学不稳定、紧急置入主动脉内球囊反搏(IABP)等。

第二节　病情监测和管理

一、循环系统管理

1. **动脉血压监测及管理**　动脉内置管直接监测血压是术后监测血压的良好方法,这种方法可以连续观察血压的变化。术后应维持血压在适当的水平,不可过高或过低。血压过高将增加心脏后负荷,诱发心律失常或心力衰竭,且有增加术后出血的风险。术后引起高血压的因素有术前原发性高血压、高龄、肾功能不全、疼痛和焦虑、低氧血症、高碳酸血症、交感神经过度兴奋等。治疗上首选针对病因的治疗,包括镇静、镇痛、纠正低氧血症及高碳酸血症等措施；其次可以应用血管扩张药物，常用的药物包括钙通道阻滞药（如地尔硫䓬）、β 受体阻滞剂（如艾司洛尔）、硝酸盐类（如硝酸甘油）等。血压过低则会影响心、脑、肾等重要器官的灌注。引起低血压的常见原因有：血容量不足、术后低心排血量、心功能不全、酸中毒等。在监护过程中发现血压下降时，应积极查找原因，不能单纯靠增加升压药物剂量维持血压。可以根据心率、血压、CVP、肺动脉压（PAP）、尿量等综合判断是容量负荷的问题，还是心脏功能及周围血管阻力的问题，复查血气分析判断是否存在酸中毒。血容量不足导致的低血压应该快速补充血容量，首选胶体液纠正。如有内环境紊乱，特别是合并酸中毒时，应积极纠正。

2. 中心静脉压的监测及管理　中心静脉压（CVP）测定是经颈内静脉或锁骨下静脉，将导管置入上腔静脉内，测量中心静脉压力。CVP 增高常见的原因有：右心功能不全；容量超负荷；存在导致胸腔内或腹腔内压力增高的疾病；药物影响；肺循环阻力增高；心脏压塞。CVP 降低常见的原因有：容量不足；血管张力降低致血容量相对不足。

3. 心律失常的处理　心律失常是复合冠状动脉血运重建（HCR）术后的常见并发症，主要有室上性心律失常和室性心律失常。①室上性心律失常：是最常见的心律失常，特别是心房颤动，术后 1~5 天为心房颤动最易发生的时间，发生率为 5%~40%。心房颤动影响血流动力学，导致心肌血供减少，心脏耗氧量增加，且可引起血栓形成，增加脑卒中的风险。因此，应给予及时有效的治疗，包括去除诱因，主要是纠正低氧血症、电解质紊乱和酸碱失衡等；恢复窦性心律，主要是药物复律和电复律，胺碘酮是目前药物复律推荐的一线药物。《2016 年欧洲心脏病学会心房颤动管理指南》关于外科术后心房颤动治疗推荐如下：围手术期口服 β 受体阻滞剂被建议用于预防心脏手术后心房颤动（Ⅰ类推荐，B 级证据）；如术后心房颤动出现血流动力学不稳定，推荐使用电复律或药物复律（Ⅰ类推荐，C 级证据）；如果心脏术后心房颤动患者有脑卒中风险，建议长期抗凝治疗，并评估脑卒中及出血风险（Ⅱa 类推荐，B 级证据）；心脏术后症状性心房颤动，可考虑使用抗心律失常药物复律（Ⅱa 类推荐，C 级证据）；无症状性术后心房颤动应给予心率控制和抗凝治疗（Ⅱa 类推荐，B 级证据）；心脏手术围手术期可考虑预防性使用胺碘酮预防术后心房颤动（Ⅱa 类推荐，A 级证据）。②室性心律失常：室性期前收缩是最常见的室性心律失常，可以由低血钾、低血镁、低氧血症等诱发，治疗上应注意去除病因，积极纠正电解质紊乱、低氧血症等，必要时给予抗心律失常药物治疗，可以静脉滴注利多卡因或静脉泵入胺碘酮。

二、呼吸系统管理

根据病情需要设定呼吸机参数，呼吸机模式在初始阶段一般采用容量控制通气（VCV）模式，潮气量（VT）10~15ml/kg，由于大多数冠心病患者都存在体重超重，因此实际上潮气量可以按 8~10ml/kg 设定，呼吸频率设定为 10~15 次 /min，吸入氧浓度（FiO_2）0.6~0.7，呼气末正压通气（PEEP）5cmH$_2$O。然后，尽早抽血检查动脉血气，根据检查结果调整呼吸机参数。患者从麻醉中逐渐清醒，自主呼吸逐渐恢复，可以逐渐降低呼吸机支持条件，进入脱机程序。脱机前要全面评价、判断患者主要脏器的功能，准备好拔管后需要使用的鼻导管或面罩吸氧设备,必要时准备无创呼吸机或经鼻高流量吸氧装置。脱机拔管指征如下:患者神志清楚,配合指令良好,四肢肌力正常,无脑卒中发作;血流动力学稳定,无活动性出血、心脏压塞或其他需要再次开胸手术的情况;自主呼吸频率在 10~25 次 /min,潮气量 ≥ 7ml/kg,听诊双肺呼吸音清晰、对称,胸部 X 线片无血气胸、肺不张等;血气分析无酸碱平衡失调、电解质紊乱,吸氧浓度 ≤ 0.5 时,动脉血氧分压＞80mmHg,无二氧化碳潴留。为避免喉头水肿的发生,特别是机械通气时间超过 24 小时的患者拔管前半小时应给予地塞米松 5~10mg 静脉注射,而后吸净气管内和口咽部、鼻腔内的分泌物,再拔除气管插管,拔管后给予鼻导管或面罩吸氧,鼓励患者咳嗽、排痰,仔细观察患者的呼吸方式,密切监测 SO_2、呼吸频率、心率、血压等血流动力学变化,必要时在拔管半小时后复查动脉血气。

三、肾功能的监测及管理

尿量是肾灌注的重要指标,应每小时记录尿量一次,同时观察尿液颜色,必要时行尿常规检查,测定尿比重。尿量减少常见于:容量补充欠缺致机体有效循环血量不足;心功能不全致肾灌注不足;急性肾功能不全。出现尿量减少,应分析病情采取相应措施:适度补充容量,维持血压保证肾灌注,必要时应用利尿药。尿量减少时还应注意限制补钾,防止出现高钾血症。术后早期应每日复查肾功能,关注尿素氮及肌酐的变化,警惕术后急性肾损伤及急性肾功能不全的发生。

四、引流量的监测

术后早期应每小时记录引流量,同时应关注引流液的性状。引流管的引流量任一小时＞400ml/h,或＞300ml/h 持续 2~3 小时,或＞200ml/h 持续 4 小时应定义为存在活动性出血,需要立即安排二次开胸探查止血。如果原引流量较多的患者引流量突然减少或引流不畅,同时伴有心率增快、血压下降、尿量减少等循环欠稳定表现,则应严密监测血红蛋白变化,如同时伴有血红蛋白持续下降,则应高度警惕出血积压在胸腔内引流不畅,立即拍摄床旁胸部 X 线片及行床旁超声检查以明确诊断,必要时及时开胸处理。

五、内环境的监测及管理

HCR 术后内环境的变化与心脏功能、心律失常的发生、呼吸功能及对药物治疗的反应均密切相关。因此,在 ICU 应注意维护内环境的稳定。在机械通气期间应每 4~6 小时进行一次动脉血气分析,根据血气分析结果,结合血流动力学情况,来调整补液的速度和量,维持电解质和酸碱平衡。合并糖尿病的患者,要注意对血糖的监测,循证医学证据表明,血糖控制有利于减少外科重症患者术后感染等并发症,但控制过于严格(如降至"正常"范围)则增加低血糖风险,对降低总死亡率并无益处。推荐围手术期血糖控制在 7.8~10.0mmol/L,不建议控制过严。正常饮食的患者控制餐前血糖 ≤ 7.8mmol/L、餐后血糖 ≤ 10.0mmol/L。术后ICU 住院时间 ≥ 3 天的危重患者,推荐血糖目标值 ≤ 8.4mmol/L。血糖 ≥ 10.0mmol/L 时需开始胰岛素治疗,一般可皮下注射短效胰岛素,ICU 患者必要时可经静脉持续泵注胰岛素,同时需每 1~2 小时复测一次血糖,避免低血糖的发生。

六、镇静、镇痛治疗

患者麻醉清醒后,往往对气管插管难以耐受,常有躁动不安、惊恐、反抗等表现,造成氧耗量增加,增加心脏负担,易导致循环不稳定。对于不准备立即脱机拔管的患者,应该及时应用镇静、镇痛药物。可经静脉泵注配合应用镇静、镇痛药物。镇静药物常用丙泊酚、咪达唑仑等;镇痛药物常用芬太尼、舒芬太尼等。右美托咪定亦是近年来心脏术后常用的镇静药物,与传统镇静药物相比较,右美托咪定能产生可唤醒的镇静作用,使患者配合医师指令,能体现更好的合作性,且右美托咪定具有一定程度的镇痛效应,可减少患者对镇痛药物的需求,继而减少了阿片类药物带来的副作用。目前右美托咪定常用于成人 ICU 短时间(<24 小时)的镇静及长时间(>24 小时)的协作性镇静,以减少麻醉药及阿片类药物的用量。

七、抗血小板治疗

与目前大部分研究采用的抗血小板治疗策略相一致,常规于术后第一天开始口服阿司匹林及氯吡格雷双联抗血小板治疗(未拔除气管插管者经胃管鼻饲)。若无禁忌,应采取阿司匹林 100mg/d 终身维持,氯吡格雷 75mg/d 至少维持 1 年。有个别研究提出的抗血小板治疗方案是术后维持阿司匹林 325mg/d 持续终身,氯吡格雷 75mg/d 至少维持半年。但大规模的临床试验已经证实,与常规剂量相比,大剂量应用阿司匹林并不能明显提高抗血小板的治疗效果,但出血风险却随之增加。

第三节 术后早期常见并发症及处理

一、出血

HCR 术后患者的 24 小时胸管引流量及胸管总引流量较传统 CABG 均显著减少,同时降低了二次开胸止血比例,血制品使用率也显著降低,原因考虑为 HCR 技术中外科部分仅需完成 LIMA 至 LAD 的吻合,操作时间短,且通过 MIDCAB 完成,较传统的正中开胸手术创伤显著降低。总结国内外多篇文献报道,HCR 患者的术后 24 小时胸管引流量及胸管总引流量分别为 400~500ml、600~700ml。统计首都医科大学附属北京朝阳医院心脏中心完成的"一站式"HCR 手术病例,术后 24 小时胸管引流量及胸管总引流量分别约为(433±169)ml、(572±197)ml。考虑首都医科大学附属北京朝阳医院心脏中心术后引流较少可能与以下两点有关:外科 MIDCAB 完成后,先以鱼精蛋白中和肝素,以利于彻底止血,而关胸后,于介入治疗前再依治疗要求应用肝素;采用 LIMA 床包裹止血技术,可减少 LIMA 床创面渗血。但 HCR 手术患者因术中应用抗凝、抗血小板药物,术后仍应严密观察患者引流情况。如引流量较多,可采取以下措施:①确保引流管通畅;②加温保暖,维持正常体温;③控制高血压和肌肉颤动;④检测凝血功能,必要时追加鱼精蛋白、输注止血药物;⑤适当增加 PEEP 水平,同时应密切观察血流动力学变化;⑥给予成分输血,如考虑为活动性出血,需及时开胸止血。

二、低心排血量综合征

低心排血量综合征(low cardiac output syndrome)是由于心排血量减少、组织灌注不足和周围血管收缩所引起的一系列临床综合征。低血容量、代谢性酸中毒、术前心功能低下、围手术期心肌梗死、心律失常、心脏压塞、外周血管阻力增高等均可引起低心排血量综合征。对于低心排血量综合征的患者,可以采取以下措施:①去除病因,如补充血容量、纠正酸中毒等。②机械通气保证氧合。③应用血管活性药物,纠正心肌缺血和心律失常。④增加心肌收缩力,正性肌力药物和血管扩张药物的联合应用,改善心脏功能。正性肌力药物在增加心肌收缩力的同时可以增加心肌耗氧量,也有潜在的致心律失常作用,使用时需慎重,应从一种药物低剂量开始并做好血流动力学监测。⑤药物治疗无效者,应尽早考虑应用心脏辅助装置,包括主动脉内球囊反搏(IABP)、心室辅助装置、体外膜氧合器(extracorporeal membrane oxygenation,ECMO)等。对于大多数患者应该首选 IABP。IABP 是治疗低心排血量综合征的有效手段,是目前使用最广泛的心脏辅助装置之一。文献报道低心排血量综合征患置入 IABP 后,患者的血流动力学得到改善,表现在正性肌力药物用量减小,动脉压升高,CVP 降低,尿量增加。但 IABP 置入的时机非常重要,在经过容量治疗及应用适量正性肌力药物仍疗效不佳的情况下,应及早置入。对于高危患者,应术前置入 IABP 以期降低低心排血量综合征的发生率,同时避免延误抢救时机导致心脏功能无法逆转。

三、单肺通气肺损伤和低氧血症

HCR 术中存在单肺通气过程,呼吸机及手术操作均可引起肺损伤,萎陷肺在长时间缺氧后可引起氧化应激反应,进一步导致缺血再灌注损伤。在单肺通气过程中,肺氧化应激和促炎性细胞因子增加是导致手术后肺损伤的重要原因之一。低氧血症可致使患者出现呼吸功能障碍,易造成严重后果,如机械通气时间、ICU 停留时间及住院时间延长,其中机械通气时间延长又可引发多种严重并发症,造成机体其他脏器缺氧及功能不全,严重者甚至引发多脏器功能衰竭。术后低氧血症发生的危险因素包括:高龄、肥胖、吸烟、高血压病、糖尿病、术前肺部疾病、急性心肌梗死、术前心功能不全等。根据患者存在的危险因素做好术前预防、术中严密管理、术后积极正确的治疗可减少术后低氧血症的发生,避免更严重的并发症。术前预防包括常规对患者进行腹式呼吸和咳嗽训练,辅以雾化吸入治疗;要求戒烟至少大于 2 周;消除及缓解原有肺部疾病;监测、控制血压及血糖;药物改善心功能。术中管理包括严格控制补液及输血量,监测尿量,合理使用血管活性药物维持循环稳定,特别应采取保护性的肺通气策略(如合理的呼吸机通气模式选择、低潮气量高频通气、适当的呼气末正压通气、持续气道正压通气等),有利于降低术后肺损伤及低氧血症的发生率。术后治疗包括正确使用呼吸机支持治疗,对高危患者适当延长机械通气时间,也可考虑有创 - 无创序贯机械通气治疗;控制出入量;合理使用 IABP 等机械辅助装置改善心功能等。经鼻高流量吸氧亦是危重症患者拔除气管插管后序贯性氧疗的有效手段之一,可维持恒定的、高水平的氧浓度及氧流量,提供加温、加湿气体,有效促进痰液排出,还可降低上呼吸道阻力,减少呼吸做功,并提供一定的低水平气道正压,增加肺泡通气,较普通吸氧装置更有优势。多项研究表明,危重患者拔管后应用经鼻高流量吸氧与传统氧疗相比较,呼吸衰竭发生率有明显降低。

四、急性肾损伤及急性肾功能不全

HCR 术后患者急性肾损伤(acute kidney injury,AKI)的判定及分期可采用 2012 年 KDIGO 指南制订的 AKI 标准。AKI 定义(满足以下一项):① 术后 48 小时血清肌酐 (SCr)升高 ≥ 0.3mg/dl(≥ 26.5μmol/L);② 7 天内 SCr 较基线升高 1.5 倍;③ 6 小时尿量 ≤ 0.5ml/(kg·h)。

AKI 分期:Ⅰ期,SCr 升高 ≥ 0.3mg/dl(≥ 26.5μmol/L),或较基线升高 1.5~1.9 倍,或尿量<0.5ml/(kg·h)大于 6 小时但小于 12 小时。Ⅱ期,SCr 是基线水平的 2.0~2.9 倍,或者尿量<0.5ml/(kg·h)超过 12 小时。Ⅲ期,SCr 是基线水平 3.0 倍以上或者 SCr ≥ 4.0mg/dl(≥ 353.6mmol/L)或年龄小于 18 岁,估计肾小球滤过率(glomerular filtration rate,GFR)<35ml/min,或尿量<0.3ml/(kg·h)超过 24 小时或无尿超过 12 小时或开始肾脏替代治疗者。

文献报道 AKI 在所有住院患者中的发生率为 3.2%~21.0%,而在 ICU 住院的患者 AKI 的发生率高达 50%。冠心病患者往往存在肾脏功能储备不良,甚至部分患者术前就存在肾功能不全,这主要是由于动脉粥样硬化,或部分患者伴有高血压及糖尿病所致,围手术期血容量的变化、血压的波动、低心排血量综合征、低氧血症、缩血管药物及肾毒性药物(特别是造影剂)的使用,均可引起 AKI,导致急性肾功能不全的发生。OPCAB 避免了体外循环带来的系统性炎症损伤,研究认为,OPCAB 手术术后 AKI 的发生率低于传统 CABG 手术。但 OPCAB 术中心肌局部缺血再灌注损伤及相应的血流动力学波动,仍不可避免地使肾脏暴露于氧化应激损伤中。而 HCR 手术既避免了传统外科手术的系统炎症损伤及低灌注对多脏器的影响,又尽可能地做到了完全血运重建,故研究表明其 AKI 的发生率较传统体外循环下 CABG 手术更低,也不高于 OPCAB 术后 AKI 的发生率。对于已发生急性肾功能不全的患者,持续肾脏替代治疗(continuous renal replacement therapy,CRRT)能有效清除炎性介质,维持电解质和酸碱平衡,且运行过程中对血流动力学的影响较小,及时应用能改善和挽救肾功能,减少多脏器功能不全的发生。肾脏替代治疗的时机和方法选择得当可降低患者的病死率。

五、围手术期心肌梗死

围手术期心肌梗死(perioperative myocardial infarction,PMI)是 CABG 术后的严重并发症,已被证实会显著增加患者术后近期和远期的死亡风险。PMI 一般发生在术后 24~48 小时内,最常发生在术后 6 小时内。由于麻醉未清醒及镇痛、镇静药的使用,患者可能不会表现出胸痛等典型症状,而伤口疼痛、引流管刺激等因素亦可能掩盖和/或混淆心肌梗死的症状,因此,诊断主要依靠心电图变化、心肌特异性标记物主要是肌酸激酶同工酶(CK-MB)和心肌肌钙蛋白I(cTnI)水平的升高。CK-MB 一般在心肌梗死后 3~12 小时开始升高,24 小时达到峰值,2~3 天恢复正常。血液中 cTnI 升高,表明心肌损伤。心肌梗死发生后 3~12 小时 cTnI 开始升高,24 小时达到峰值,在血清中持续存在 5~10 天。《2012 ESC/ACCF/AHA/WHF 心肌梗死通用定义(第 3 版)》中将 CABG 术后 PMI 的诊断标准定义为血清学 cTnI 超过正常值上限的 10 倍,另外有下列情况之一:①新出现的病理性 Q 波或新出现的左束支传导阻滞;②造影证实新发的移植血管或自身冠状动脉血管闭塞;③新出现的存活心肌减少或室壁运动障碍的影像学证据。多项研究表明,HCR 术后 PMI 的发生率较传统 CABG 手术无明显差异。中国医学科学院阜外医院针对 533 例接受"一站式"HCR 治疗的患者的研究显示,PMI 及再血管化事件与 OPCAB 组相比,差异无统计学意义。HCR 手术,特别是"一站式"HCR 手术既需要外科进行搭桥操作,同时又需要内科进行介入(PCI)治疗,但 PMI 发生率较单纯 CABG 手术并无增高,考虑其原因为:HCR 术前不需要停用阿司匹林,术中经胃管给予负荷量氯吡格雷,术后常规使用双联抗血小板药物治疗,有效保证了抗血小板治疗强度;HCR 手术外科部分仅需通过 MIDCAB 技术完成 LIMA-LAD 吻合,操作时间短、创伤小,较传统的正中开胸手术显著降低了术后炎症反应;PCI 是在 LIMA-LAD 吻合完成后进行,其安全性增加,风险及难度得以有效降低,与单纯应用 PCI 治疗多支血管病变(特别是复杂 LAD 病变)相比,可缩短介入治疗的时间,减轻 PCI 操作对血管腔的刺激及大量支架置入后的炎症反应。手术应激、心动过速、术后低血压和/或高血压、贫血、低氧血症及高碳酸血症均可以引起心肌缺血,继而导致心肌梗死。HCR 术后应维持循环及内环境稳定,及时纠正低血压、心律失常、酸中毒等情况,预防桥血管痉挛,适机应用抗凝及抗血小板药物,防止桥血管及支架内血栓形成,避免因心肌缺血继而导致 PMI 的发生。PMI 的诊断一旦确立,应及时予以肝素抗凝,增加心肌氧供降低氧耗,保护存活心肌,出现心功能不全者给予正性肌力药物,如多巴胺、肾上腺素、去甲肾上腺素等,延长呼吸机辅助时间,对于单纯药物治疗效果不佳者,及时应用 IABP 等辅助装置。而对于采取以上措施后,循环仍难以维持者,特别是考虑为前壁心肌梗死的患者,应及时采取再次手术及介入治疗等措施。

六、感染

CABG 手术患者虽积极采取各种预防措施,但术后感染率仍高达 5%~21%,对患者术后恢复造成不利影响,严重者可致患者多器官功能衰竭,甚至危及生命。易诱发医院感染的危险因素包括高龄、肥胖、合并糖尿病、手术创伤大、时间长、置入体内的各种导管多、留置时间长、术前住院时间长等。最常见的感染有胸部切口、呼吸道和尿路感染,以及导管相关性血流感染。北京市医院感染管理质量控制和改进中心对 CABG 进行了 3 年的目标性监测,发现院内感染发病率平均为 2.57%,院内感染病死率 0.43%,院内感染首位为下呼吸道感染,其次为手术部位感染。预防患者出现院内感染的措施包括:术前改善患者的营养状况,及时治疗患者慢性病症,控制隐性感染;术中严格执行无菌操作,尽量缩短手术时间,尽量减少各种侵入性操作,严格止血,避免患者出血过多;术后注意维护心肺功能,符合条件者尽早脱离呼吸机,血流动力学稳定的患者尽早拔除各种导管,加强营养支持,纠正贫血和低蛋白血症,控制血糖水平,合理使用抗感染药物,加强患者感染相关检测,及时留取患者样本进行微生物学检查,根据患者病原菌药敏结果合理调整用药。目前降钙素原(procalcitonin,PCT)被认为是区分细菌感染和其他病原体感染的一个理想的生物学指标。Bouadma 等推荐用 PCT 动态法则指导抗生素使用,具体方法如下:①决定是否启动抗生素治疗。PCT 值<0.25ng/ml,强烈不推荐使用抗生素;PCT 值 0.25~0.50ng/ml,不推荐使用抗生素;PCT 值 0.5~1.0ng/ml,推荐使用抗生素;PCT 值 ≥1ng/ml 强烈推荐使用抗生素。②决定是否停止、继续或者更改抗生素。PCT 绝对值<0.25ng/ml,强烈建议停止使用抗生素;PCT 从峰值降低 80%,或绝对值降低至 0.25~0.50ng/ml,建议停止使用抗生素;PCT 从峰值降低不足 80%,或绝对值仍>0.5ng/ml,建议继续使用抗生素;PCT 值增长超过原来的峰值,且>0.5ng/ml,强烈建议更换抗生素。ICU 可以根据重症患者的实际情况监测 PCT,综合患者的 PCT 水平、临床症状和体征,结合其他的诊断方法,合理使用抗生素,以降低耐药菌株的产生和二重感染的发生。

(杨桂林　安向光)

参考文献

［1］苏丕雄. 非体外循环冠状动脉旁路移植术 [M]. 北京: 人民卫生出版社, 2017: 350-358.

［2］ZHOU S, FANG Z, XIONG H, et al. Effect of one-stop hybrid coronary revascularization on postoperative renal function and bleeding: a comparison study with off-pump coronary artery bypass grafting surgery [J]. J Thorac Cardiovasc Surg, 2014, 147 (5): 1511-1516.

［3］ADAMS C, BURNS D J, CHU M W, et al. Single-stage hybrid coronary revascularization with long-term follow-up [J]. Eur J Cardiothorac Surg, 2014, 45 (3): 438-442.

［4］HARSKAMP R E, PUSKAS J D, TIJSSEN J G, et al. Comparison of hybrid coronary revascularization versus coronary artery bypass grafting in patients≥ 65 years with multivessel coronary artery disease [J]. Am J Cardiol, 2014, 114 (5): 224-229.

［5］ZHAO D X, LEACCHE M, BALAGUER J M, et al. Routine intraoperative completion angiography after coronary artery bypass grafting and 1-stop hybrid revascularization results from a fully integrated hybrid catheterization laboratory/operating room [J]. J Am Coll Cardiol, 2009, 53 (2): 224-229.

［6］CURRENT-OASIS 7 INVESTIGATORS, MEHTA S R, BASSAND J P, et al. Dose comparisons of clopidogrel and aspirin in acute coronary syndroms [J]. N Engl J Med, 2010, 363 (10): 930-942.

［7］RAMNARINE I R, GRAYSON A D, DIHMIS W C, et al. Timing of intraaortic balloon pump support and 1 year survival [J]. Eur J Cardiothorac Surg, 2005, 27 (5): 887-892.

［8］王飞, 黄海涛, 沈亮, 等. 乌司他丁对不停跳冠状动脉旁路移植术后低氧血症患者炎症因子和心肺功能的影响 [J]. 外科研究与新技术, 2018, 7 (3): 7-10.

［9］邱宗利. 导致冠状动脉旁路移植术后低氧血症的原因分析 [J]. 中国心血管病研究, 2014, 12 (7):

616-618.

［10］FERNANDEZ R, SUBIRA C, FRUTOS-VIVAR F, et al. High-flow nasal cannula to prevent postextuba-tion respiratory failure in high-risk non-hypercapnic patients: a randomized multicenter trial [J]. Annals of Intensive Care, 2017, 7 (1): 47.

［11］张倩, 张文佳, 赵振华, 等. "一站式"杂交冠状动脉血运重建术后急性肾损伤临床特点及危险因素分析 [J]. 中国循环杂志, 2019, 34 (5): 456-460.

［12］SMELTZ A M, COOTER M, RAO S, et al. Elevated pulse pressure intraoperative hemodynamic pertur-bations, and acute kidney injury after coronary artery bypass grafting surgery [J]. J Cardiothorac Vasc Anesth, 2018, 32 (3): 1214-1224.

［13］管志远, 张喆, 杨航. 微创复合式冠状动脉血运重建术与冠状动脉旁路移植术临床结果的 Meta 分析 [J]. 心血管外科杂志 (电子版), 2016, 5 (3): 9-19.

［14］张超, 高致炳, 高建朝. 心脏外科患者手术后感染的相关危险因素分析 [J]. 中华医院感染学杂志, 2014, 24 (19): 4833-4835.

第十六章
复合冠状动脉血运重建术预后

常规冠状动脉旁路移植术（CABG）创伤较大，它的获益主要来自于左乳内动脉（LIMA）到左前降支（LAD）的吻合，LIMA-LAD桥血管10年通畅率>90%，SVG远期通畅率相对较差，术后1年有10%~25%的静脉桥闭塞，术后5年每年增加1%~2%的静脉桥堵塞率。另外，PCI创伤小，球囊扩张、金属裸支架及早期药物涂层支架置入术后再狭窄率高，但是随着冠状动脉支架材料的不断改进，PCI手术技巧和其他一些辅助手段的不断进步，PCI术后再血管化率较前有了明显改善，新一代药物洗脱支架（DES）PCI术后1年的再狭窄率<5%。HCR的理论基础就是结合两种手术的优势，在保证手术安全性、有效性的同时，最大限度地减少创伤，使患者更容易接受。

由于HCR手术涉及外科和介入两个专业，再加上微创冠状动脉旁路移植学习曲线较长，使得HCR技术的推广和发展较慢，目前尚缺乏大型多中心随机临床试验证实其远期效果，但是国内外众多中心的临床实践已证实了HCR手术安全可行，早期随访结果良好。

一、复合冠状动脉血运重建术与冠状动脉旁路移植术对比

由于缺乏大型多中心随机临床试验研究结果，综合近年来关于HCR与常规CABG临床预后对比的meta分析结果，可以看出大部分结论为两者术后主要不良心脑血管事件（MACCE）的发生率无明显差异，部分HCR组术后再次再血管化率高于常规CABG组（表16-1）。

比较HCR组与常规CABG组术后30天及术后1年的随访结果，两组病死率、非致死性心肌梗死发生率及脑卒中发生率无明显差异。术后输血率、输血量及ICU停留时间HCR组较CABG组低。术后再次手术率、呼吸机使用时间、肾功能不全发生率及伤口感染率，HCR组明显好于CABG组（8.5% *vs.* 15.5%，*P*=0.005）。HCR组与常规CABG组相比，优势主要源自可以避免胸骨正中开胸和体外循环，以及微创手术入路。目前HCR手术中，微创冠状动脉旁路移植的手术方式主要采用左侧肋间小切口直视下、胸腔镜辅助或机器人辅助下完成LIMA的获取，或全机器人冠状动脉旁路移植，这种微创入路避免了正中胸骨劈开和体外循环带来的创伤，避免了术后纵隔感染的可能，降低了术后发生重大感染的概率。另外，由于微创手术的学习曲线较长，早期会增加手术时间，过度肋间牵拉也会带来术后切口

表 16-1　比较复合冠状动脉血运重建术手术与冠状动脉旁路移植术手术的 meta 分析摘要

第一作者（发表年）	纳入患者总数/例	纳入研究数/个	HCR/例	CABG/例	死亡率	心肌梗死发生率	脑卒中发生率	再次再血管化率	MACCE发生率	结论
Alexander (2018)	4 260	14	1 350	2 910	1.7% vs. 1.8% P=0.59	3.2% vs. 2.6% P=0.06	0.9% vs. 1.4% P=0.45	未涉及	未涉及	围手术期HCR组与CABG组手术安全性无差别,HCR组输血率及住院时间低
Sardar (2017)	2 245	8	735	1 510	无差异	无差异	无差异	无差异	3.6% vs. 5.4%	平均随访12.3个月,HCR组与CABG组MACCE发生率无明显差异,HCR组术后输血率,ICU停留时间和住院时间明显低于CABG组
Zhu (2015)	6 176	10	623	5 553	1.76% vs. 1.67% P=0.64	1.1% vs. 0.6% P=0.54	1.1% vs. 1.1% P=0.81	0% vs. 0.28% P=0.68	2.5% vs. 3.5% P=0.26	围手术期死亡及术后1年随访HCR组不劣于CABG组
Hu (2015)	5 453	7	422	5 031	围手术期无差异 P=0.47	未涉及	未涉及	未涉及	围手术期无差异 P=0.34	围手术期病死率两组无差异,围手术期输血率,ICU停留时间及气管插管时间HCR组低于CABG组
Harskamp (2014)	1 190	6	366	824	随访3年:4.5% vs. 7.3% P=0.51	0.6% vs. 1.5% P=0.39	随访1年:0% vs. 2.4% P=0.31	随访3年:8.3% vs. 3.4% P<0.001	随访1年:4.1% vs. 9.1% P=0.13	围手术期及术后1年随访MACCE事件发生率两组无明显差异,HCR组术后再次再血管化率高于CABG组
Harskamp (2015)	668	6	325	343	4.9% vs. 8.2% P=0.24	2.2% vs. 4.4% P=0.2	0.6% vs. 2.9% P=0.039	6.9% vs. 2.1% P<0.001	8.6% vs. 11.6% P=0.24	术后脑卒中发生率HCR低,术后再次再血管化率HCR组高

续表

第一作者(发表年)	纳入患者总数/例	纳入研究数/个	HCR/例	CABG/例	死亡率	心肌梗死发生率	脑卒中发生率	再次再血管化率	MACCE发生率	结论
Phan(2014)	1 664	8	505	1 159	术后30天:1.0% vs. 1.3%	5.7% vs. 4.9%	0.7% vs. 0.7%	11.3% vs. 3.2%	1.7% vs. 3.4%	围手术期心肌梗死发生率及住院时间 HCR 组低,术后再次再血管化率 HCR 组高
					P=0.8	P=0.01	P=0.96	P<0.000 1	P=0.31	

注:HCR(hybrid coronary revascularization),复合冠状动脉血运重建术;CABG(coronary artery bypass grafting),冠状动脉旁路移植术;MACCE(main adverse cardiovascular and cerebrovascular events),主要不良心脑血管事件;ICU(intensive care unit),重症监护病房。

的疼痛,但随着技术的熟练和不断创新的肋骨牵引器的使用,手术时间长和术后疼痛的问题会明显改善。

中国医学科学院阜外医院沈刘忠等采用最邻近配比法各选择141例CABG患者及HCR患者进行1:1配对,应用EuroScore评分及SYNTAX评分对冠状动脉多支血管病变患者进行风险分层(EuroScore评分:低危患者≤2分;中危患者3~5分,高危患者≥6分。SYNTAX评分:低危患者≤24分;中危患者25~29分;高危患者≥30分),平均随访时间为4.5年。得出结论是:在EuroScore低危及中危患者中,HCR组MACCE发生率与CABG组比较差异无统计学意义,在EuroScore高危患者中,HCR组MACCE发生率显著低于CABG组(P=0.017);在SYNTAX评分低危、中危及高危患者中,HCR组MACCE发生率与CABG组比较差异无统计学意义。

二、复合冠状动脉血运重建术与冠状动脉介入治疗对比

回顾国内外关于HCR的文献,第一篇对比冠状动脉多支血管病变HCR手术方式与PCI手术方式预后的多中心临床观察研究中,Puskas等对200例HCR手术患者及98例PCI患者通过18个月随访观察,得出结论:术后12个月随访两组MACCE发生率无明显差异,随访时间延长至18个月时发现PCI组MACCE发生率开始高于HCR组。回顾这298例患者的术前资料,三支血管病变患者占38%,SYNTAX评分均值为(19.7±9.6)分,不难看出入选的为SYNTAX评分中、低危患者。中国医学科学院阜外医院沈刘忠等在研究中发现:在EuroScore高危患者中,HCR组MACCE发生率显著低于PCI组(P<0.001),在SYNTAX评分高危患者中,HCR组MACCE发生率显著低于PCI组(P<0.001)。总体看来,冠状动脉多支血管病变患者HCR手术相对PCI手术远期效果更有优势,尤其是高危患者。

三、本中心复合冠状动脉血运重建术早期预后

截至目前,本中心(首都医科大学附属北京朝阳医院心脏中心)已累计完成HCR手术115例,其中"一站式"HCR手术105例(91.3%),均采用同期MIDCAB联合PCI的方式进行,"分站式"HCR手术10例(8.7%)。术前基线资料:平均年龄(64.23±9.39)岁,BMI(25.64±3.10)kg/m²,女性患者24例(20.9%),有长期吸烟史患者68例(59.1%),慢性阻塞性肺疾病(COPD)患者4例(3.5%),糖尿病患者41例(35.7%),平均肌酐清除率(95.48±30.87)ml/min,SYNTAX评分(32.44±8.90)分,EuroScore Ⅱ评分(2.07±2.05)分。术中LIMA使用111例(96.5%),中转为传统开胸0例(0%)。术后在院期间早期结果:在院期间死亡2例(1.7%),围手术期心肌梗死1例(0.09%),围手术期脑梗死1例(0.09%),术后因出血再次开胸2例(1.7%),术后累计辅助通气时间(29.61±49.07)小时,二次气管插管2例(1.7%),围手术期肾功能不全需要透析0例(0%),术后平均第1天引流量(572.26±370.31)ml,围手术期输血26例(22.6%),肋间切口感染1例(0.09%),ICU停留时间(72.8±170.3)小时。对于出院后患者进行门诊、电话随访,目前随访仍在进行中。此外,本中心对比"一站式"HCR与传统不停跳CABG临床

结果的回顾性研究也在同步进行中,该研究能够为 HCR 的安全性、有效性及与传统不停跳 CABG 结果的比较提供更多的临床证据。

　　HCR 手术治疗冠状动脉多支血管病变较 CABG 及 PCI 起步晚,普及程度较低,虽然目前仍缺乏强有力的临床证据证实它良好的远期效果,但是现有的研究结果已经证实了它的安全性和有效性。由于 HCR 手术微创的优势,相比 CABG 手术更容易让复杂冠心病患者接受,随着 HCR 手术技术的推广和应用,会有越来越多的临床医师选择这种较新的手术方式,给患者带来更满意的治疗效果。

（郭玉林　刘　岩）

参考文献

［1］ SABIK J F 3rd, LYTLE B W, BLACKSTONE E H, et al. Comparison of saphenous vein and internal thoracic artery graft patency by coronary system [J]. Ann Thorac Surg, 2005, 79 (2): 544-551.

［2］ ALEXANDER J H, HAFLFLEY G, HARRINGTON R A, et al. Efficacy and safety of edifoligide, an E2F transcription factor decoy, for prevention of vein graft failure following coronary artery bypass graft surgery: PREVENT IV: a randomized controlled trial [J]. JAMA, 2005, 294 (19): 2446-2454.

［3］ SARDAR P, KUNDU A, BISCHOFF M, et al. Hybrid coronary revascularization versus coronary artery bypass grafting in patients with multivessel coronary artery disease: A meta-analysis [J]. Catheterization and Cardiovascular Interventions, 2018, 91 (2): 203-212.

［4］ HARSKAMP R E, BAGAI A, HALKOS M E, et al. Clinical outcomes after hybrid coronary revascularization versus coronary artery bypass surgery: a meta-analysis of 1, 190 patients [J]. American Heart Journal, 2014, 167 (4): 585-592.

［5］ SHEN L, HU S, WANG H, et al. One-Stop Hybrid Coronary Revascularization Versus Coronary Artery Bypass Grafting and Percutaneous Coronary Intervention for the Treatment of Multivessel Coronary Artery Disease [J]. Journal of the American College of Cardiology, 2013, 61 (25): 2525-2533.

［6］ 沈刘忠, 胡盛寿, 徐波, 等. 一站式复合技术与冠状动脉旁路移植术及经皮冠状动脉介入治疗在冠状动脉多支病变治疗中的对比研究 [J]. 中国循环杂志, 2014, 29 (1): 90-93.

［7］ ALEXANDER C R, NICOLA K. Hybrid coronary revascularization versus conventional coronary artery bypass grafting Systematic review and meta-analysis [J]. Reynolds and King Medicine, 2018, 97 (33): 1-9.

［8］ SAHA T, NAQVI S Y, GOLDBERG S. Hybrid Revascularization: A Review [J]. Cardiology, 2018, 140 (1): 35-44.

［9］ ZHU P, ZHOU P, SUN Y, et al. Hybrid coronary revascularization versus coronary artery bypass grafting for multivessel coronary artery disease: systematic review and meta-analysis [J]. J Cardiothorac Surg, 2015, 10: 63.

［10］ HU F B, CUI L Q. Short-term clinical outcomes after hybrid coronary revascularization versus off-pump coronary artery bypass for the treatment of multivessel or left main coronary artery disease: a meta-analysis [J]. Coron Artery Dis, 2015, 26 (26): 526-534.

［11］ PHAN K, WONG S, WANG N, et al. Hybrid coronary revascularization versus coronary artery bypass surgery: systematic review and meta-analysis [J]. Int J Cardiol, 2015, 179: 484-488.

［12］ HARSKAMP R E, VASSILIADES T A, MEHTA R H, et al. Comparative Effectiveness of Hybrid Coronary Revascularization vs Coronary Artery Bypass Grafting [J]. J Am Coll Surg, 2015, 221 (2): 326-334.

［13］ PUSKAS J D, HALKOS M E, DEROSE J J, et al. Hybrid coronary revascularization for the treatment of multivessel coronary artery disease: a multicenter observational study [J]. J Am Coll Cardiol, 2016, 68 (4): 356-365.

第十七章
复合冠状动脉血运重建术典型病例

本章所涉及的英文缩写与中文对照表见表 17-1。

表 17-1　英文缩写及与中文对照表

英文简写	中文对照	英文简写	中文对照
BMI	体重指数	LIMA-LAD	左乳内动脉 - 左前降支
CKMB	肌酸激酶同工酶	LM	左主干
cTNI	肌钙蛋白 I	LVEF	左心室射血分数
d	远段	MIDCAB	微创小切口冠脉搭桥术
m	中段	OM	钝缘支
o	开口	OM1	第一钝缘支
p	近段	OM2	第二钝缘支
D	对角支	PCI	经皮冠状动脉介入术
D1	第一对角支	PD/PDA	后降支
D2	第二对角支	PL/PLB/PLV	左室后支
INT	中间支	PLB1	第一左室后支
LAD	左前降支	RCA	右冠状动脉
LCX	左回旋支	TTFM	瞬时血流测定

病例 1　"分站式"HCR（PCI 先行）

【一般资料】

患者男性,60 岁。

1. **主诉**　突发胸痛 3 天,加重 7 小时。

2. **既往史**　高血压病史多年;脑萎缩病史 3 年;吸烟史 20 年。

3. 术前检查

（1）冠状动脉造影：示冠状动脉供血呈右优势型，LM（-）；LADp-m 90% 弥漫性狭窄；D1o 90% 局限性狭窄；LCXp 90% 节段性狭窄；RCAp 85% 节段性狭窄，RCAm 99% 节段性狭窄。

（2）超声心动图：提示各房室腔内径在正常范围，主动脉瓣轻度反流，少量心包积液，左心室舒张末期内径（left ventricular end-diastolic dimension，LVEDD）42mm，LVEF 60%。

（3）其他入院检查：cTNI 1.46ng/ml，BMI 24.5kg/m²，SYNTAX 评分 28 分，EuroSCORE Ⅱ评分 0.98 分。

【术前诊断】

急性下后壁右心室心肌梗死；冠状动脉粥样硬化性心脏病；心功能 Killip Ⅰ 级；高血压 3 级（极高危组）；脑萎缩。

【手术方式】

于 2018 年 2 月 27 日急诊行 PCI 干预 RCA，置入药物洗脱支架 2 枚。术后 2 周行 MIDCAB，术中行 LIMA-LAD 搭桥，完成分期血运重建，手术顺利。

【术后情况】

术后第 1 天：cTNI 0.27ng/dl，术后 17 小时脱机拔管；引流量 300ml，胸部 X 线片和胸部 CT 未见明显异常。术后 7 天出院，切口愈合良好。

【点评】

本例为急性冠脉综合征患者，PCI 先处理梗死相关血管（右冠状动脉），随后行 MIDCAB 手术，完成分期完全血运重建。

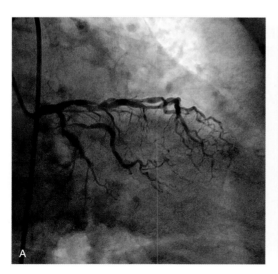
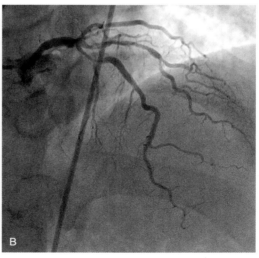

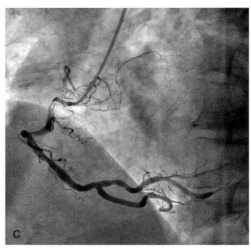

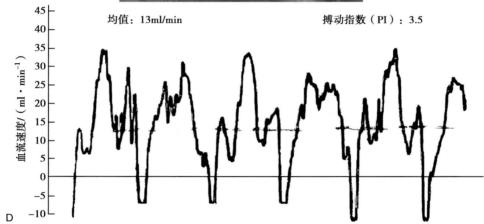

病例1资料

A、B. 左冠状动脉造影;C. 右冠状动脉造影;D. 术中 LIMA-LAD 桥血流速度测定。

病例2 "分站式"HCR(MIDCAB 先行)

【一般资料】

患者男性,40岁。

1. **主诉** 间断胸痛5年余,加重1年。

2. **既往史** 高血压病史5年;高脂血症、肝功能不全病史多年;吸烟史20年;饮酒史20年。父母及兄弟均患有冠心病。

3. **术前检查**

(1)冠状动脉造影示冠状动脉供血呈右优势型,LADo 70% 节段性狭窄,LADm 80%~90% 弥漫性狭窄,病变以远可见心肌桥,收缩期压缩80%,LADd 70% 节段性狭窄;D1p 90%~95% 弥漫性狭窄;LCXd 70%~80% 弥漫性狭窄,PDp 80%~95% 弥漫性狭窄。

(2)超声心动图提示:心脏结构、功能及血流未见明显异常,LVEF 65%,LVEDD 44mm。

（3）其他入院检查：cTNI 0.00ng/ml，BMI 21.6kg/m²，SYNTAX 评分 26 分，EuroSCORE Ⅱ 评分 0.78 分。

【术前诊断】

不稳定型心绞痛；冠状动脉粥样硬化性心脏病；高血压 1 级（高危组）；高脂血症；肝功能异常。

【手术方式】

于 2019 年 1 月 18 日行 MIDCAB，术中行 LIMA-LAD 搭桥，出院 2 个月后行 PCI，处理残余病变。

【术后情况】

术后第 1 天：cTNI 0.09ng/dl，术后 20 小时脱机拔管，引流量 250ml，胸部 X 线片及胸部 CT 正常。术后 5 天出院。

【点评】

由于没有复合手术室，先行 MIDCAB，再行 RCA 支架置入。

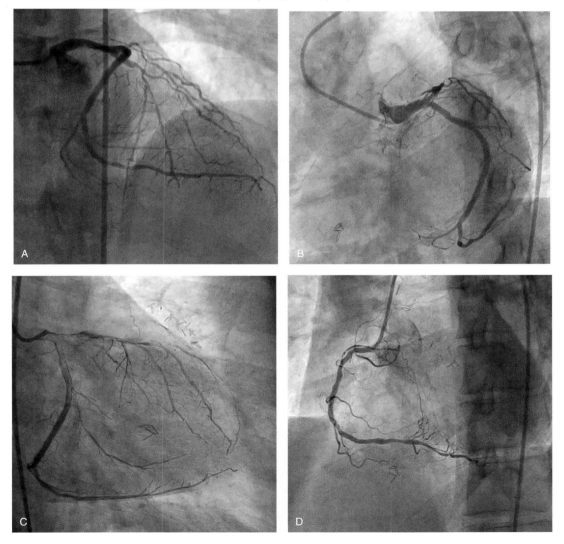

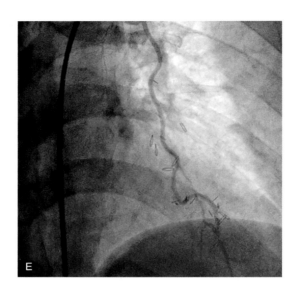

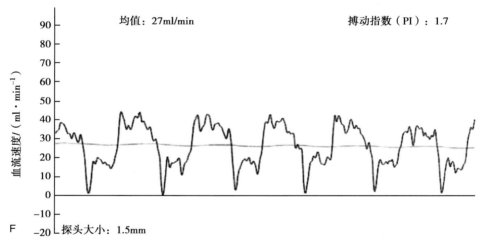

均值：27ml/min　　　　　　　　　　　　　搏动指数（PI）：1.7

探头大小：1.5mm

病例 2 资料

A~C. 左冠状动脉造影；D. 右冠状动脉造影；E. LIMA-LAD 造影；F. LIMA-LAD 桥血流速度测定。

病例 3　常规"一站式"HCR

【一般资料】

患者男性，60 岁。

1. **主诉**　间断心前区不适 10 年，加重 1 月余。

2. **既往史**　高血压病史 20 余年；糖尿病病史 20 余年；胃炎病史 10 年；青光眼病史 2 月余。母亲患有冠心病及糖尿病。

3. **术前检查**

（1）冠状动脉造影：示冠状动脉供血呈右优势型，LM（–），LADp 支架内 100% 闭塞；LCXp-d 50% 弥漫性狭窄；OM1p 走行区显支架影，OM2p 50% 节段性狭窄，OM2d 70% 局限性狭窄;RCAm 50% 局限性狭窄,PDm 50%~80% 弥漫性狭窄。

（2）超声心动图:提示左心房增大,其余房室腔内径在正常范围,右心室侧壁心尖段心肌回声增强,运动幅度及增厚率减低,节段性室壁运动异常,室间隔增厚(12mm),LVEF 60%,LVEDD 47mm。

（3）其他入院检查:cTNI 0.01ng/ml,CKMB 2.0ng/ml,BMI 29.2kg/m^2,SYNTAX 评分 34.5 分,EuroSCORE Ⅱ 评分 0.69 分。

【术前诊断】

不稳定型心绞痛;冠状动脉粥样硬化性心脏病;冠状动脉支架置入术后状态(LADp、OM1p);高血压 1 级(极高危组);2 型糖尿病;胃炎;青光眼。

【手术方式】

2019 年 11 月 7 日于复合手术室行胸腔镜辅助下 MIDCAB+PCI（"一站式" HCR）:外科行 LIMA-LAD 搭桥,LCX 应用药物球囊 2 个,OM1 置入支架 1 枚。

【术后情况】

术后第一天:cTNI 5.89ng/ml,术后 17 小时脱机拔管,引流量 510ml。术后 8 天出院。

【点评】

此病例是典型的"一站式"HCR 手术适应证患者,LAD 近端病变 PCI 难以处理(看是否放支架),LAD 远端可搭桥(LIMA-LAD 搭桥),其他血管(OM 及 LCX)可采用 PCI 技术处理,可耐受 HCR 手术麻醉,无手术相关禁忌证,患者有较强烈的微创手术意愿。

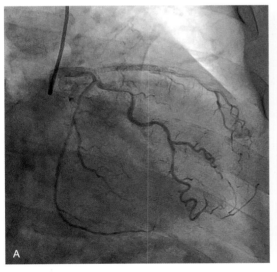
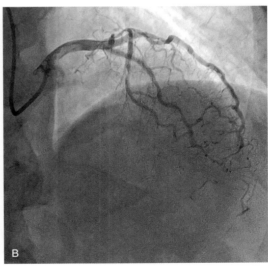

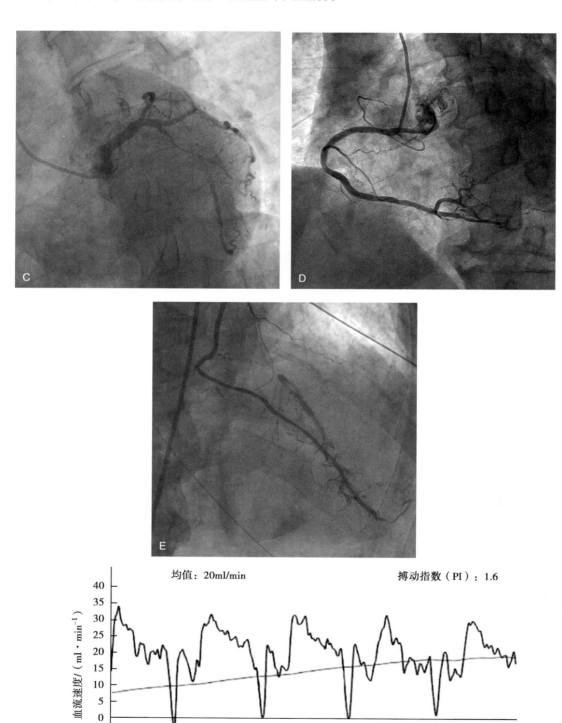

病例 3 资料

A~C. 左冠状动脉造影；D. 右冠状动脉造影；E. LIMA-LAD 造影；F. 术中 LIMA-LAD 桥血流速度测定。

病例4　常规"一站式"HCR

【一般资料】

患者男性,64岁。

1. **主诉**　体检发现冠状动脉狭窄12天。

2. **既往史**　糖尿病病史16年;十二指肠溃疡病史40余年;术前4年行"胃大部切除+空肠造口术";吸烟史50余年;饮酒史40余年。

3. **术前检查**

(1)冠状动脉造影:示冠状动脉供血呈右优势型,LADp-m 70%~99%弥漫性狭窄;D1p 90%节段性狭窄;LCXd 50%局限性狭窄;RCAp 70%~80%局限性狭窄;PDAp 90%局限性狭窄。

(2)超声心动图:提示各房室腔内径在正常范围,室间隔增厚(11mm),二尖瓣反流(轻度),LVEF 70%,LVEDD 47mm。

(3)其他入院检查:cTNI 0.02ng/ml,CKMB 0.8ng/ml,BMI 24.3kg/m^2,SYNTAX评分25分,EuroSCORE Ⅱ评分1.5分。

【术前诊断】

冠状动脉粥样硬化性心脏病;2型糖尿病;十二指肠溃疡;胃大部切除术后。

【手术方式】

于2018年7月13日行MIDCAB+PCI:LIMA-LAD搭桥,RCA应用2个药物球囊进行扩张,手术过程顺利。

【术后情况】

术后第1天:cTNI 0.04ng/ml,术后4小时清醒,16小时脱机拔管,引流800ml。术后6天出院。

【点评】

典型的常规"一站式"HCR病例,LAD近中段病变较重,弥漫性狭窄,不适合置入支架,远端可搭桥,RCA病变适宜用药物球囊扩张。患者无双抗禁忌证,本人及家属有接受微创手术意愿。

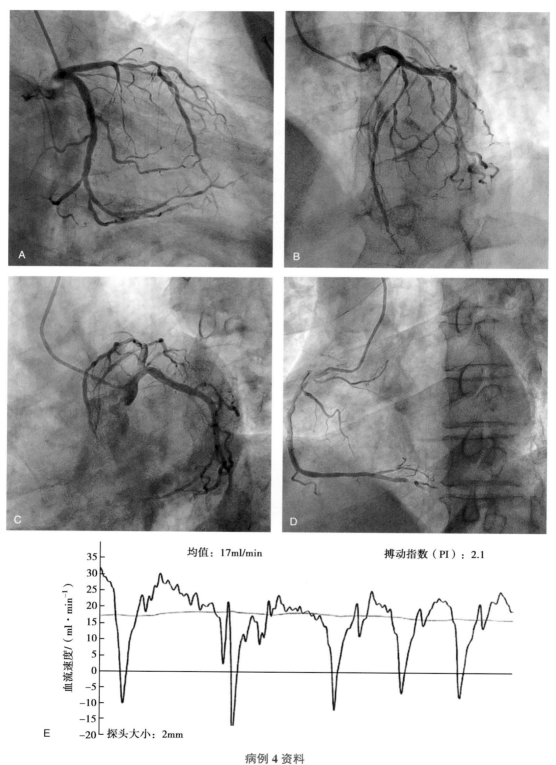

病例 4 资料

A~C. 左冠状动脉造影；D. 右冠状动脉造影；E. 术中 LIMA-LAD 桥血流速度测定。

病例 5　左主干病变 HCR 手术

【一般资料】

患者男性,60 岁。

1. **主诉**　间断胸痛 4 天。

2. **既往史**　无特殊,吸烟史 40 余年。

3. **术前检查**

(1)冠状动脉造影:示冠状动脉供血呈右优势型,LMd 85% 局限性病变,LADo 100% 闭塞;LCXo-m 90%~95% 节段性狭窄;OM1o 95% 局限性狭窄;RCAp-d 50%~60% 弥漫性狭窄;PLB1p 70% 节段性狭窄。

(2)超声心动图:提示左心增大,右房室腔内径在正常范围,室间隔中间至心尖段、左心室下壁基底段运动幅度及收缩期增厚率减低,节段性室壁运动异常,左心功能减低,二尖瓣反流(轻度),LVEF 42%,LVEDD 60mm。

(3)其他入院检查:cTNI 34.98ng/ml,CKMB 42.8ng/ml,BMI 20.6kg/m^2,SYNTAX 评分49.5 分,EuroSCORE Ⅱ评分 2.64 分。

【术前诊断】

急性心肌梗死;冠状动脉粥样硬化性心脏病;心功能 Killip Ⅰ级;高脂血症;糖耐量异常。

【手术方式】

于 2019 年 7 月 11 日行 MIDCAB+PCI+ 肋间神经阻滞术:LIMA-LAD 搭桥,LM 置入支架 1 个,LCX 置入支架 1 个,手术过程顺利。

【术后情况】

术后第 1 天:cTNI 0.05ng/ml,术后 17 小时脱机拔管,引流 300ml。术后 7 天顺利出院。

【点评】

左主干合并三支血管病变,完成 LIMA-LAD 搭桥后,左主干及回旋支开口置入支架变得更加容易,由复杂血管病变转化为简单血管病变。

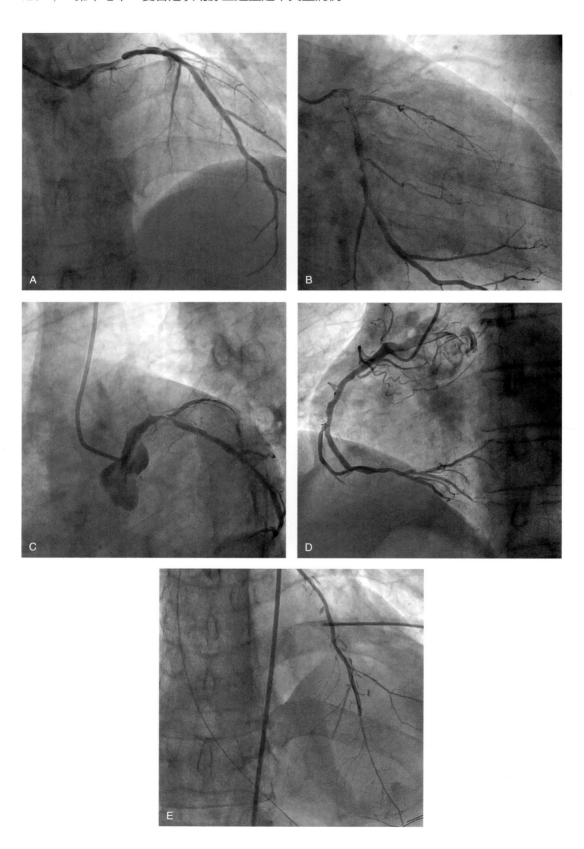

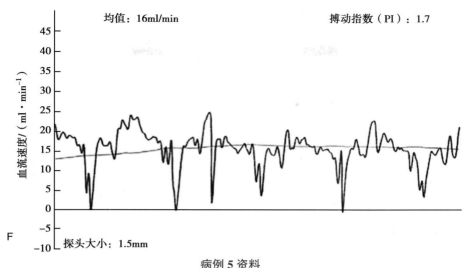

病例 5 资料

A~C. 左冠状动脉造影；D. 右冠状动脉造影；E. LIMA-LAD 造影；F. 术中 LIMA-LAD 桥血流速度测定。

病例 6　多支血管病变"一站式"HCR

【一般资料】

患者男性，62 岁。

1. **主诉**　间断剑突下不适 5 年，再发加重 2 天。

2. **既往史**　高血压病史 20 余年；吸烟史 40 余年；饮酒史 40 余年。父母均患高血压，父亲曾因冠心病行 CABG，母亲因脑出血去世。

3. **术前检查**

（1）冠状动脉造影：示冠状动脉供血呈右优势型，冠状动脉走行区中度钙化。LCXp 60% 局限性狭窄；LADp-m 70%~95% 弥漫性狭窄，D1o-p 80%~90% 节段性狭窄，D2o 90% 局限性狭窄，LADd 70% 局限性狭窄；LCXp-m 90% 节段性狭窄。

（2）超声心动图：提示左心房增大，室间隔轻度增厚，左心室前壁心尖段、前室间隔中间至心尖段、后室间隔心尖段运动幅度减低，节段性室壁运动异常，二尖瓣反流（轻度），LVEF 60%，LVEDD 50mm。

（3）其他入院检查：cTNI 8.06ng/ml，CKMB 10ng/ml，BMI 22.4kg/m^2，SYNTAX 评分 34 分，EuroSCORE II 评分 1.39 分。

【术前诊断】

急性非 ST 段抬高心肌梗死；心功能 Killip I 级；冠状动脉粥样硬化性心脏病；高脂血症；脂肪瘤。

【手术方式】

于 2018 年 11 月 22 日行 MIDCAB+PCI：LIMA-LAD 搭桥，RCAp、PLBp、LCXp-m 共置入药物洗脱支架（DES）3 枚，手术过程顺利。

【术后情况】

术后第 1 天：cTNI 0.85ng/ml，术后 5 小时清醒，15 小时脱机拔管，引流 575ml。术后 8 天出院。

【点评】

患者多支血管病变，前降支病变节段较长，介入处理较困难，采用 HCR 手术后简化了手术难度。

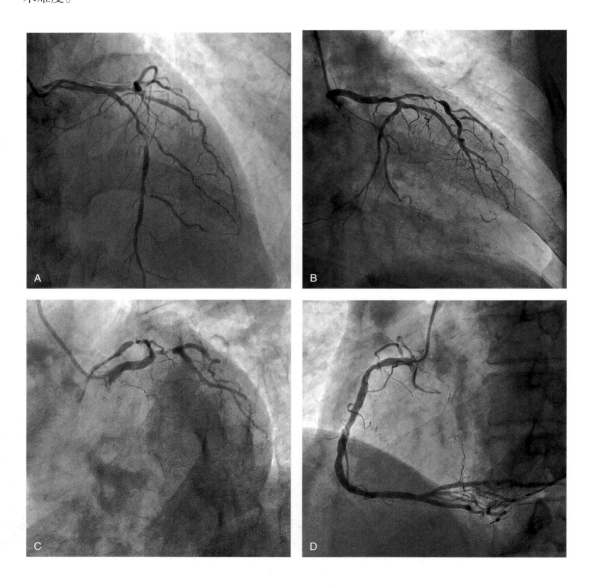

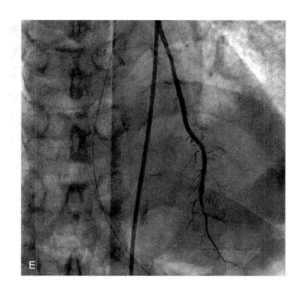

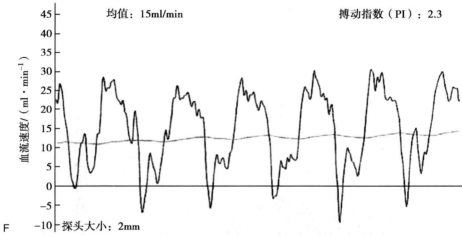

病例 6 资料

A~C. 左冠状动脉造影;D. 右冠状动脉造影;E. LIMA-LAD 造影;F. 术中 LIMA-LAD 桥血流速度测定。

病例 7 CTO 病变"一站式"HCR

【一般资料】

患者男性,50 岁。

1. **主诉** 运动后颈部不适、呼吸不畅 2 年。

2. **既往史** 高血压病史 20 余年;阑尾切除术后。

3. **术前检查**

(1)冠状动脉造影:示冠状动脉供血呈右优势型,冠状动脉走行区无明显钙化,左右冠状动脉开口正常,LMd 70% 局限性狭窄,LADp 100% 闭塞,INTm 90% 局限性狭窄,INT 向 LAD 发出侧支;LCXm 50% 局限性狭窄,LCXd 80%~90% 节段性狭窄,OMo-p 70% 节段性狭窄;RCAm 80%~95% 节段性狭窄,RCAd 50%~60% 弥漫性狭窄,PDAp 80%~90% 节段性狭窄,PDAd 80% 弥漫性狭窄,PLVp 60% 局限性狭窄,向 LAD 发出侧支。CTO 病变:LAD 直径 1.5mm,内膜增厚明显。

（2）超声心动图:提示各房室腔内径在正常范围,二尖瓣反流（轻度）,LVEF 72%,LVEDD 52mm。

（3）其他入院检查:cTNI 0.00ng/ml,CKMB 0.8ng/ml,BMI 27.6kg/m², SYNTAX 评分 53.5 分,EuroSCORE Ⅱ评分 0.69 分。

【术前诊断】

不稳定型心绞痛;冠状动脉粥样硬化性心脏病;高血压 2 级（高危组）;心功能 Ⅰ级（NYHA 分级）;肝功能不全;肝囊肿;前列腺增生;阑尾切除术后。

【手术方式】

于 2018 年 7 月 5 日行 MIDCAB+PCI:LIMA-LAD 搭桥,RCA 置入支架 1 枚,手术过程顺利。

【术后情况】

术后第 1 天:cTNI 0.30ng/ml,术后 3 小时清醒,23 小时脱机拔管,引流 1 440ml。术后 8 天出院。

【点评】

与其他冠状动脉狭窄性病变相比,CTO 病变行 PCI 的难度较大。过去,CTO 病变的 PCI 成功率仅约 50%,随着新技术、新设备的出现,目前在一些大型的经验丰富的中心可达到 85% 以上的成功率。LIMA-LAD 桥血管的 10 年通畅率可达 95% 以上,手术相对简单,对于 CTO 病变合并其他可行 PCI 治疗的血管病变患者,HCR 是一种有效、简单、安全的治疗方式。

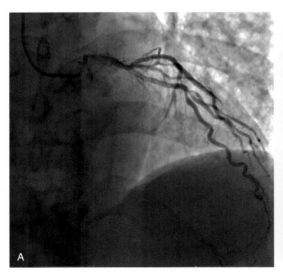
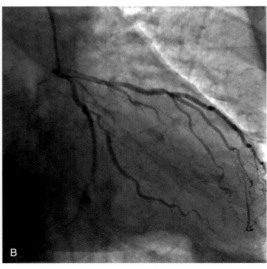

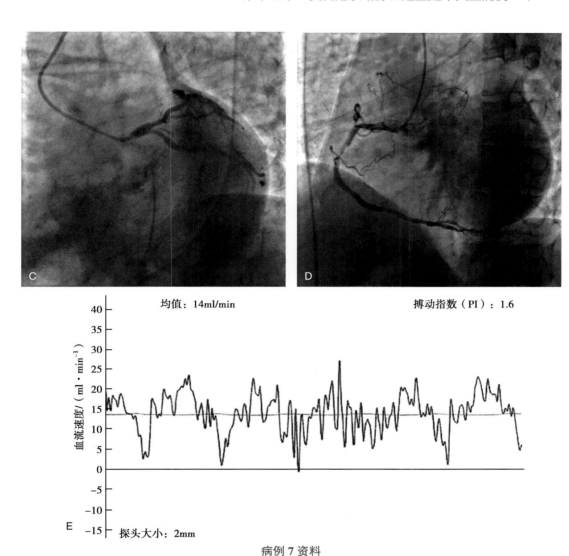

病例7资料

A~C.左冠状动脉造影;D.右冠状动脉造影;E.术中 LIMA-LAD 桥血流速度测定。

病例 8 术前脑血管意外,偏瘫患者"一站式"HCR

【一般资料】

患者男性,60 岁。

1. **主诉** 间断胸闷、胸痛 4 天,加重 1 天。

2. **既往史** 高血压病史 5 年;2 型糖尿病病史 19 年;高脂血症病史 5 年;入院 19 年前及 5 年前两次脑梗死病史,遗留右侧肢体活动不利、言语不利、饮水呛咳;焦虑、抑郁病史 5 年,口服盐酸帕罗西汀控制;疝气术后 42 年。

3. 术前检查

（1）冠状动脉造影：示冠状动脉供血呈右优势型，左、右冠状动脉开口发育正常，LM（−）；LADp-m 90%~95% 弥漫性狭窄；LCXd 80%~90% 狭窄，OM1o 90% 节段性狭窄；RCAp 50% 局限性狭窄；PLB1p 80%~90% 局限性狭窄。

（2）超声心动图：提示左心房轻度增大（上下径 52mm），其余房室腔内径在正常范围，前室间隔、左室前壁基底段至心尖段运动幅度减低，节段性室壁运动异常，其余节段运动协调，左心功能减低（LVEF 50%），二尖瓣反流（轻度），三尖瓣反流（轻度），主动脉轻度增宽（37mm），LVEDD 49mm。

（3）其他入院检查：cTNI 9.56ng/ml，CKMB 33.3ng/ml，BMI 23.1kg/m²，SYNTAX 评分 23 分，EuroSCORE Ⅱ 评分 11.76 分。

【术前诊断】

急性前壁心肌梗死；冠状动脉粥样硬化性心脏病；心功能 Killip Ⅱ级；高血压 3 级（极高危组）；2 型糖尿病；糖尿病性周围神经病；肝功能异常；高脂血症；脑梗死；抑郁状态；颈动脉硬化；脑动脉粥样硬化。

【手术方式】

于 2018 年 9 月 14 日行 MIDCAB+PCI：LIMA-LAD 搭桥，OM 置入支架 1 枚，手术过程顺利。

【术后情况】

术后第 1 天：cTNI 1.83ng/ml，CKMB 6.2ng/ml，术后 6 小时清醒，术后 18 小时脱机拔管，引流 450ml。术后 10 天出院。

【点评】

对于不能耐受体外循环或术后拔管困难的患者，可考虑应用 HCR 技术。

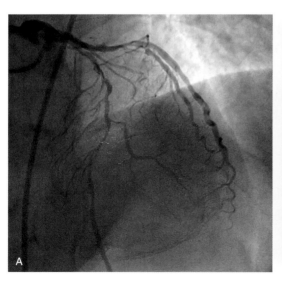
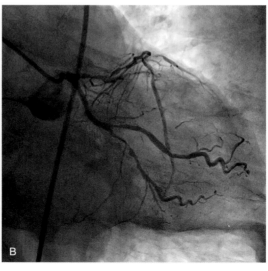

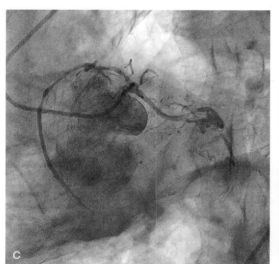

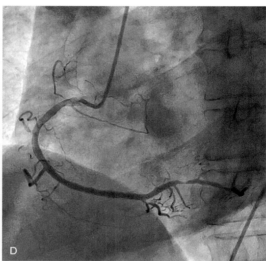

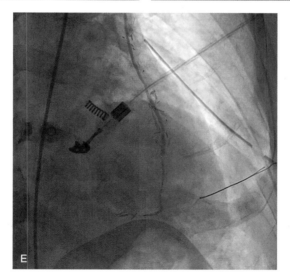

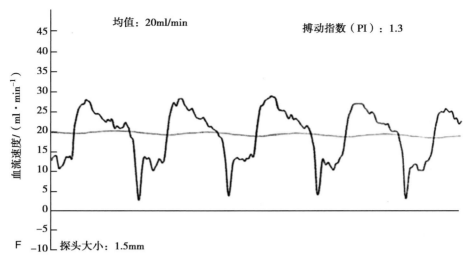

病例 8 资料

A~C. 左冠状动脉造影;D. 右冠状动脉造影;E. LIMA-LAD 造影;F. 术中 LIMA-LAD 桥血流速度测定。

病例 9　瓷化升主动脉患者行"一站式"HCR

【一般资料】

患者女性,76 岁。

1. **主诉**　间断胸闷、胸痛 6 个月,再发加重 1 周。

2. **既往史**　高血压病史 6 年;糖尿病病史 3 个月;阑尾切除术后。

3. **术前检查**

(1)冠状动脉造影:示冠状动脉供血呈右优势型,左、右冠状动脉开口发育正常,冠状动脉走行区重度钙化,LM(-),LADp-m 99% 节段性狭窄,LADd 90% 节段性狭窄,D1o-p 70% 局限性狭窄;LCXd 50% 节段性狭窄,OM1p 70% 局限性狭窄;RCAp 95% 节段性狭窄。

(2)超声心动图:提示节段性室壁运动异常,二尖瓣反流(轻度),LVEF 72%,LVEDD 43mm。

(3)胸部正位 X 线片:提示主动脉弧形钙化影。

(4)胸部 CT:提示主动脉、冠状动脉壁钙化斑。

(5)其他入院检查:cTNI 0.01ng/ml,CKMB 1.3ng/ml,BMI 16kg/m^2,SYNTAX 评分 29 分,EuroSCORE II 评分 2.84 分。

【术前诊断】

不稳定型心绞痛;冠状动脉粥样硬化性心脏病;陈旧性心肌梗死;心功能不全;心功能 II 级;高血压 1 级(极高危组);高脂血症;2 型糖尿病;阑尾切除术后。

【手术方式】

于 2019 年 1 月 7 日行 MIDCAB+PCI:术中搭桥 LIMA-LAD,RCA 植入支架 1 枚,手术过程顺利。

【术后情况】

术后第 1 天：cTNI 1.62ng/ml，CKMB 9.5ng/ml，术后 200 小时脱机拔管，术后第 1 天引流 700ml。术后 22 天出院。

【点评】

术前 CTA 或胸部 X 线片明显提示升主动脉陶瓷样改变，可采用升主动脉 "no-touch" 搭桥，双侧乳内动脉 + 桡动脉 T 形或 Y 形桥吻合，完成多支血管病变搭桥，也可采用 HCR 技术处理，从而避免升主动脉操作。

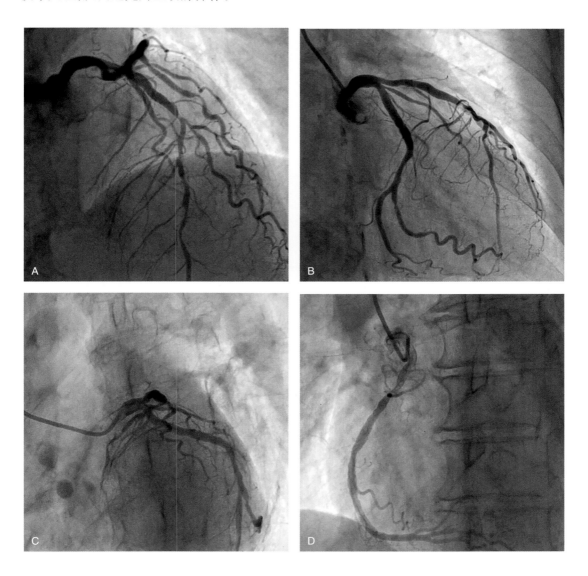

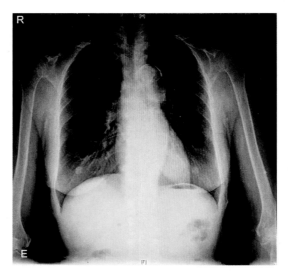

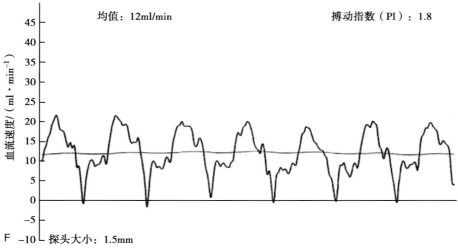

病例 9 资料

A~C. 左冠状动脉造影;D. 右冠状动脉造影;E. 术前胸部 X 线片;F. 术中 LIMA-LAD 桥血流速度测定。

病例 10　不能耐受体外循环患者"一站式"HCR

【一般资料】

患者男性,84 岁。

1. **主诉**　发作性胸闷、喘憋 1 个月,加重 4 天。

2. **既往史**　高血压病史、吸烟史 60 余年。

3. **术前检查**

(1)冠状动脉造影:提示冠状动脉供血呈右优势型,左、右冠状动脉开口发育正常,LMd 80% 局限性狭窄,LCXo 80% 局限性狭窄,LADo-p 80% 节段性狭窄;RCAo 50% 局限性狭窄,RCAp 70% 节段性狭窄。

（2）超声心动图：提示左心房增大，余房室腔内径在正常范围，室间隔增厚（13mm），LVEF 64%，LVEDD 49mm。

（3）胸部 CT：未见明显异常。

（4）其他入院检查：cTNI 0.04ng/ml，BMI 27.9kg/m^2，SYNTAX 评分 27 分，EuroSCORE Ⅱ 评分 3.01 分。

【术前诊断】

不稳定型心绞痛；冠状动脉粥样硬化性心脏病；高血压 3 级（极高危组）。

【手术方式】

于 2019 年 9 月 17 日行 MIDCAB+PCI：术中行 LIMA-LAD 搭桥，LCX 置入支架 1 枚，手术过程顺利。

【术后情况】

术后第 1 天：cTNI 0.13ng/ml，术后 6 小时清醒，16 小时脱机拔管。术后 20 天出院。

【点评】

患者左主干病变，84 岁高龄，不能耐受体外循环，根据血管病变的特点，选用"一站式"HCR 手术。对于特别高龄不能耐受体外循环或 PCI 不能解决 LAD 血运重建的患者，可采用 HCR 技术。

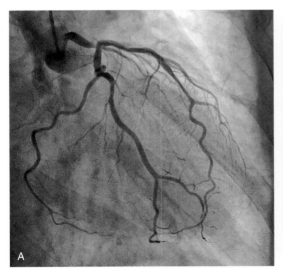
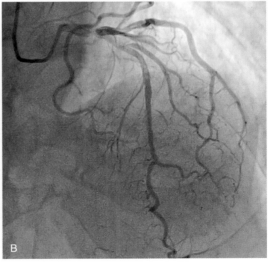

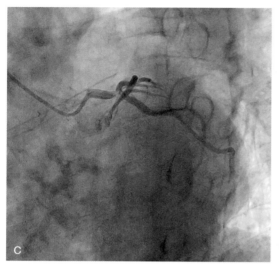

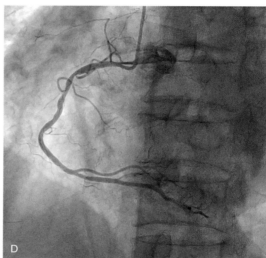

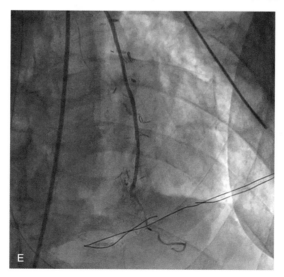

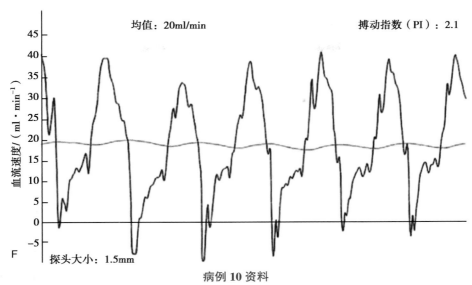

病例 10 资料

A~C. 左冠状动脉造影；D. 右冠状动脉造影；E. LIMA-LAD 造影；F. 术中 LIMA-LAD 桥血流速度测定。

病例 11　合理的不完全血运重建

【一般资料】

患者男性，54 岁。

1. **主诉**　发作性胸痛 1 月余，加重 3 天。

2. **既往史**　糖尿病病史 8 年。

3. **术前检查**

（1）冠状动脉造影：提示冠状动脉供血呈右优势型，左、右冠状动脉开口发育正常，LM（−），LADo-p 80%~90% 弥漫性狭窄；OM2p 95% 节段性狭窄，RCAp-d 50%~95% 节段性狭窄。

（2）超声心动图：提示各房室腔内径在正常范围，未见明显异常，LVEF 64%，LVEDD 45mm。

（3）胸部 CT：见冠状动脉壁钙化。

（4）其他入院检查：cTNI 0.00ng/ml，CKMB 1.3ng/ml，BMI 25.7kg/m^2，SYNTAX 评分 21 分，EuroSCORE Ⅱ评分 1.19 分。

【术前诊断】

不稳定型心绞痛；冠状动脉粥样硬化性心脏病；高脂血症；2 型糖尿病。

【手术方式】

于 2018 年 11 月 28 日行 MIDCAB+PCI：术中行 LIMA-LAD 搭桥，RCA 置入支架 3 枚，未处理回旋支。

【术后情况】

术后检查:cTNI 0.35ng/ml,CKMB 2.0ng/ml,14小时脱机拔管。患者手术后无胸闷、胸痛症状,恢复顺利,于术后6天出院。术后半年再发胸痛,造影后决定进一步干预LCX及OM,LCX置入支架1枚,OM应用药物球囊1枚进行扩张,手术过程顺利,术后胸痛症状缓解出院。

【点评】

完全血运重建包括解剖性及功能性两个方面。合理的不完全血运重建是HCR手术策略中的一个部分,当取得完全血运重建的代价大于其带来的好处时,可采用合理的不完全血运重建策略。

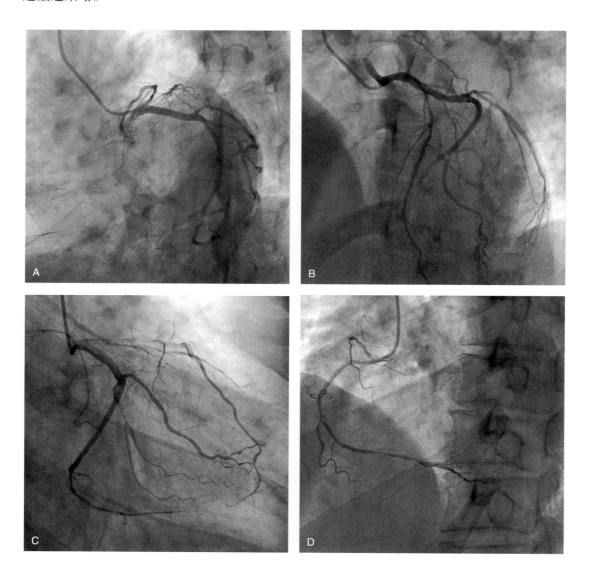

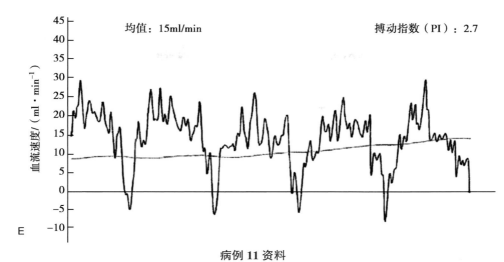

病例 11 资料

A~C.左冠状动脉造影;D.右冠状动脉造影;E.术中 LIMA-LAD 桥血流速度测定。

病例 12　亚急诊 HCR 手术

【一般资料】

患者男性,77 岁。

1. **主诉**　反复胸痛 2 周,再发加重 1 周。

2. **既往史**　入院前 1 周因"急性下壁心肌梗死"于外院就诊,急诊 PCI 提示"左主干 + 三支血管病变",LCX 置入一枚支架,术中血流动力学不稳定,出现心源性休克,置入 IABP 辅助循环后转入我院冠心病监护病房(coronary care unit,CCU)继续治疗。高血压病史 20 余年,否认吸烟、饮酒史。

3. **术前检查**

(1)冠状动脉造影:提示冠状动脉走行呈右优势型,无明显钙化,左、右冠状动脉开口发育正常,LMd 70% 局限性狭窄,LADp-m 70%~90% 弥漫性狭窄,D1o 70% 节段性狭窄,D1p-m 70%~90% 节段性狭窄;LCXo 70% 局限性狭窄,LCXp 100% 闭塞,RCAm 50%~70% 节段性狭窄,PLVm 90% 节段性狭窄,PLV 向 LCX 发出侧支,TIMI(thrombolysis in myocardial infarction)分级 1 级。

(2)超声心动图:提示双心房增大,左心室肥厚(后壁厚度 13mm,室间隔厚度 15.3mm),左心室下壁基底段、侧壁中间段、左心室后壁运动幅度减低,节段性室壁运动异常,二尖瓣反流(轻度),主动脉瓣反流(轻度),心包积液(少量)。

(3)其他入院检查:cTNI 41.67ng/ml,CKMB 1.4ng/ml,BMI 26.2kg/m², SYNTAX 评分 47.5 分,EuroSCORE Ⅱ 评分 2.32 分。

【术前诊断】

急性下后壁心肌梗死;冠状动脉粥样硬化性心脏病;心功能 Killip Ⅰ 级;高血压 3 级(极高危组);高脂血症。

【手术方式】

于 2019 年 8 月 27 日行 MIDCAB+PCI：术中行 LIMA-LAD 搭桥，RCA 置入支架 1 枚，手术过程顺利。

【术后情况】

术后第 1 天：cTNI 9.76ng/ml，术后 5 小时清醒，16 小时脱机拔管。术后 12 天出院。

【点评】

急诊 CABG 是指在急性心肌梗死后 24~48 小时完成的 CABG 手术，多见于因急性严重心肌梗死后 PCI 开通梗死相关血管困难，血流动力学不稳定或合并严重的并发症等情况。随着介入技术及相关循环支持技术的应用，逐渐发挥作用。

亚急诊 CABG 或 HCR 是介于急诊与常规手术之间，急性心肌梗死或 ST 段抬高心肌梗死（STEMI）患者在等待常规手术的过程中，出现持续心肌缺血或循环不稳定等情况而紧急进行的手术。本例患者因下后壁急性心肌梗死置入 IABP，在等待常规 CABG 的过程中，心肌有持续缺血表现，而行急诊手术。前壁急性心肌梗死到 HCR 手术的时间为 14 天。

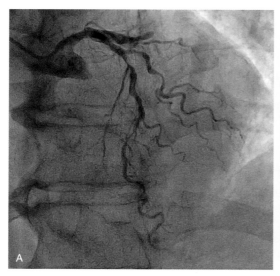
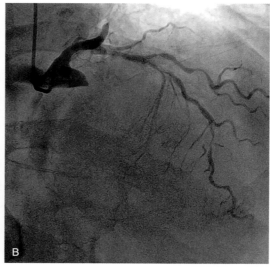

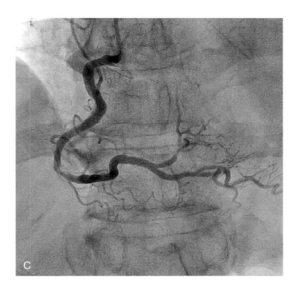

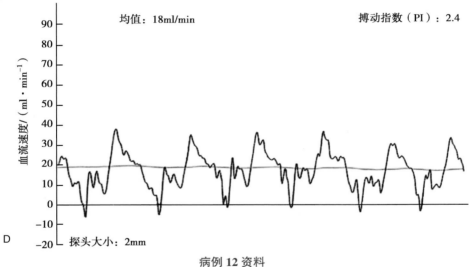

病例 12 资料

A、B. 左冠状动脉造影;C. 右冠状动脉造影;D. 术中 LIMA-LAD 桥血流速度测定。

病例 13 广泛心包粘连患者行 HCR

【一般资料】

患者男性,72 岁。

1. **主诉** 发作性胸痛、胸闷 3 年,加重 3 个月。

2. **既往史** 胃食管反流病史。

3. **术前检查**

(1)冠状动脉造影:提示冠状动脉供血呈左优势型,左、右冠状动脉开口发育正常,冠状动脉走行区轻度钙化,LM(−),LADp-m 90%~99% 弥漫性狭窄;LCXp-m 50%~70% 弥漫性狭窄,OM1p 80% 节段性狭窄;RCAp-m 70%~90% 弥漫性狭窄。

（2）超声心动图：提示各房室腔内径在正常范围,左心室前壁中间至心尖段运动幅度减低,心尖各壁运动幅度减低,节段性室壁运动异常,LVEF 50%,LVEDD 45mm。

（3）胸部 CT：提示主动脉及冠状动脉钙化,心包增厚。

（4）其他入院检查:cTNI 1.62ng/ml,CKMB 1.1ng/ml,BMI 16.5kg/m²,SYNTAX 评分 31 分,EuroSCORE Ⅱ 评分 2.93 分。

【术前诊断】

不稳定型心绞痛;冠状动脉粥样硬化性心脏病;高脂血症;胃食管反流。

【手术方式】

于 2019 年 7 月 2 日行 MIDCAB+PCI：术中见心包重度粘连,行 LIMA-LAD 搭桥,OM 应用药物球囊 1 枚,手术过程顺利。

【术后情况】

术后第 1 天:cTNI 0.15ng/ml,术后 3 小时清醒,14 小时脱机拔管。术后 9 天出院。

【点评】

患者有心包粘连,解剖冠状动脉困难,回旋支及右冠状动脉血管尤甚,故行 HCR 手术。术中 LAD 解剖困难,通过对角支逐步寻找 LAD,完成 LIMA-LAD 血管吻合。

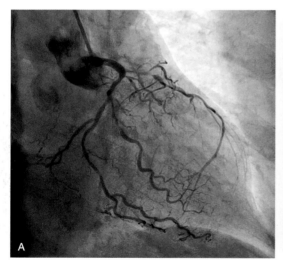
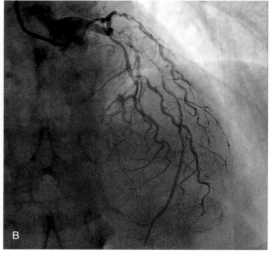

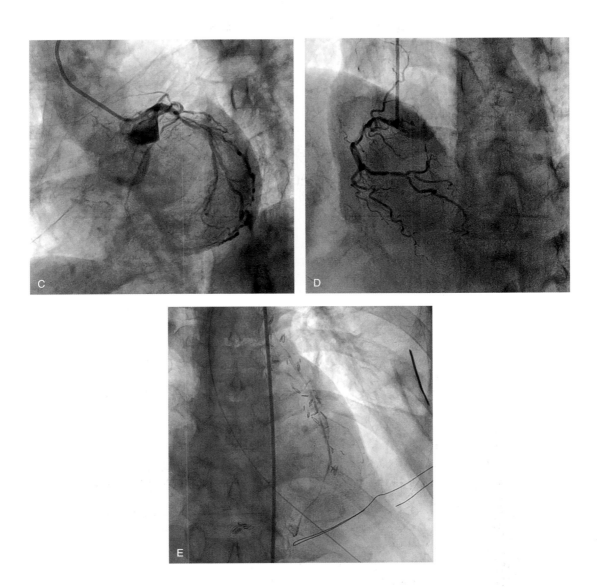

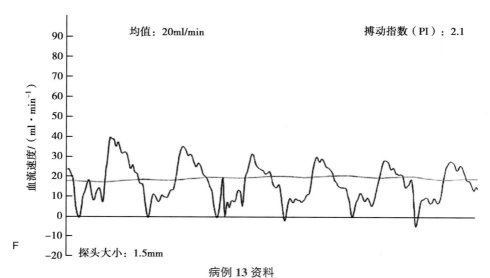

病例 13 资料

A~C. 左冠状动脉造影；D. 右冠状动脉造影；E. LIMA-LAD 造影；F. 术中 LIMA-LAD 桥血流速度测定。

病例 14　合并尿毒症患者行 HCR

【一般资料】

患者女性，61 岁。

1. **主诉**　劳累性胸闷、气短 7 年，加重 2 个月。

2. **既往史**　曾于外院置入支架 2 枚（LCX、OM2）；高血压病史 30 余年；糖尿病病史 30 余年，血压、血糖控制欠佳；尿毒症病史 1 年余，行规律透析。

3. **术前检查**

（1）冠状动脉造影：提示冠状动脉供血呈右优势型，左、右冠状动脉开口发育正常，冠状动脉走行区重度钙化。LMd 80% 局限性狭窄，LADp 80% 局限性狭窄，LADm 90% 弥漫性狭窄，可见动脉瘤；LCXo 59% 局限性狭窄，LCXp-m 走行区支架影，支架内通畅；RCAp 50%~80% 弥漫性狭窄，RCAm-d 80%~90% 弥漫性狭窄；PDp 90% 节段性狭窄。

（2）超声心动图：提示左心增大，左心室肥厚，右房室腔内径在正常范围，主动脉瓣反流（少量），心包积液（少量），室间隔及左心室下后壁节段性室壁运动异常，左心室功能减低，LVEF 51%，LVEDD 53mm。

（3）胸部 CT 提示：双肺下叶炎性病变，主动脉及冠状动脉硬化。

（4）其他入院检查：cTNI 0.07ng/ml，CKMB 1.3ng/ml，BMI 29.5kg/m^2，SYNTAX 评分 41 分，EuroSCORE Ⅱ 评分 9.71 分。

【术前诊断】

不稳定型心绞痛；冠状动脉粥样硬化性心脏病；冠状动脉支架置入术后状态；高血压 3 级（极高危组）；2 型糖尿病；高脂血症；肾功能不全尿毒症期。

【手术方式】

于 2019 年 4 月 17 日行 MIDCAB+PCI：术中行 LIMA-LAD 搭桥，LCX 置入支架 1 枚，手术过程顺利。

【术后情况】

术后第 1 天：cTNI 0.15ng/ml，术后 3 小时清醒，14 小时脱机拔管。术后 9 天出院。

【点评】

肾衰竭透析患者术前接受规律的血液透析治疗，在手术后 24 小时内可开始床旁血滤，术中可预留血滤插管。因许多因子（如碱性成纤维细胞生长因子）可诱导血管平滑肌细胞表现出成骨细胞的功能，肾衰竭患者冠状动脉钙化绝对值累积比率较高，冠状动脉及乳内动脉钙化严重，搭桥时切开及吻合均较困难，HCR 有利于减少吻合口数量，同时可减少手术创伤。

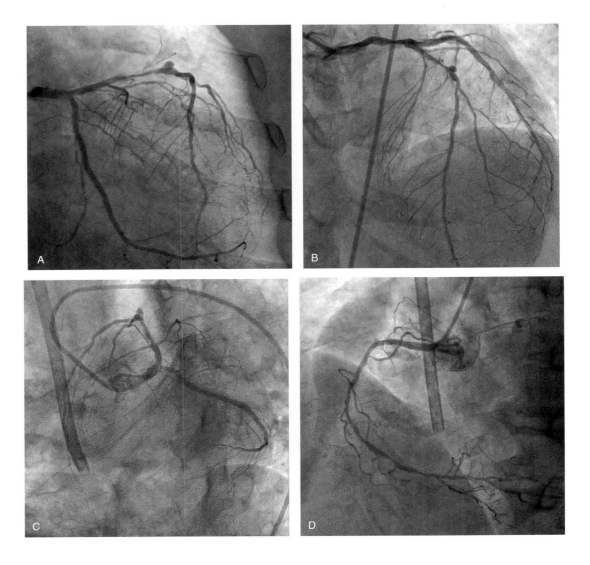

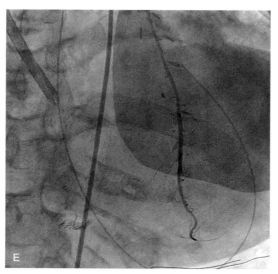

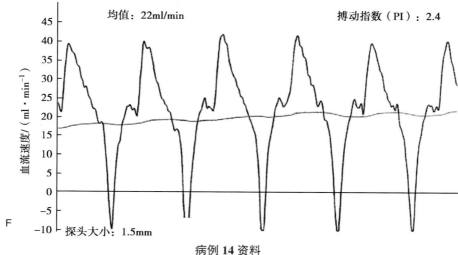

病例14 资料

A~C. 左冠状动脉造影;D. 右冠状动脉造影;E. LIMA-LAD 造影;F. 术中 LIMA-LAD 桥血流速度测定。

病例 15　常规"一站式"HCR(LAD 寻找方法)

【一般资料】

患者男性,69 岁。

1. **主诉**　间断胸闷半年,加重 3 个月。

2. **既往史**　高血压病史 10 余年;吸烟史 40 余年,尚未戒烟。

3. **术前检查**

(1)冠状动脉造影:提示冠状动脉供血呈右优势型,左、右冠状动脉开口发育正常,LM 无病变,LADp 100% 闭塞,D1o-p 80% 弥漫性狭窄;LCXp-m 70%~80% 弥漫性狭窄,OM1p 95% 弥漫性狭窄;RCAm 管腔不规则。

(2) 超声心动图：提示左心房增大，三尖瓣反流（轻度），升主动脉增宽（38mm），LVEF 62%，LVEDD 47mm。

(3) 胸部 CT：提示主动脉及其部分分支动脉硬化，双肺多发结节，斑片影及条索影，上叶肺大疱。

(4) 其他入院检查：cTNI 0.00ng/ml，CKMB 1.1ng/ml，BMI 23.4kg/m²，SYNTAX 评分 30.5 分，EuroSCORE Ⅱ 评分 1.47 分。

【术前诊断】

不稳定型心绞痛；冠状动脉粥样硬化性心脏病；高血压 3 级（极高危组）；室性期前收缩。

【手术方式】

于 2019 年 7 月 31 日行 MIDCAB+PCI：术中行 LIMA-LAD 搭桥，OM 置入药物洗脱支架 1 枚，手术过程顺利。

【术后情况】

术后第 1 天：cTNI 0.71ng/ml，术后 6 小时清醒，16 小时脱机拔管。术后 14 天出院。

【点评】

LAD 的寻找方法一般有三种。①直视法：直接看到 LAD 血管；②对角支法：通过对角支解剖到 LAD；③触摸法：对于前降支近端有钙化或置入支架者，可通过触摸寻找到 LAD。行 HCR 时，因切口较小且有切口位置的变化，范围包括胸骨左缘第 4 或第 5 肋间且有左右移动，故可先局部打开心包，进一步确定冠状动脉的解剖位置，这将有利于对 LAD 解剖位置及搭桥部位的确定。

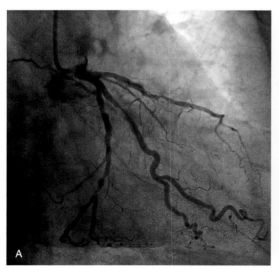
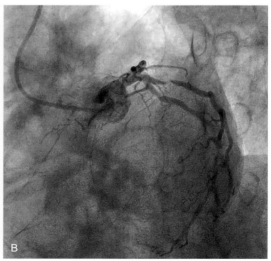

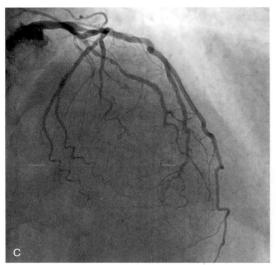

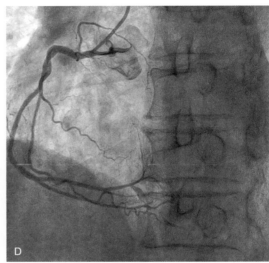

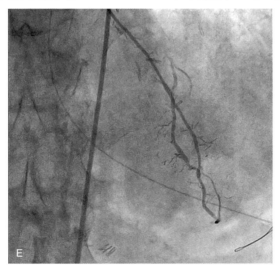

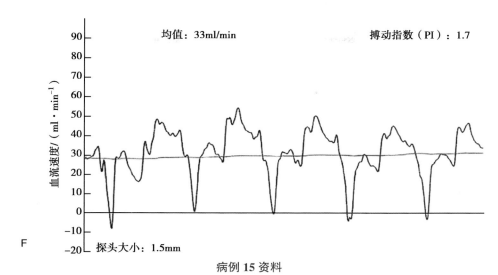

病例 **15** 资料

A~C. 左冠状动脉造影；D. 右冠状动脉造影；E. LIMA-LAD 造影；F. 术中 LIMA-LAD 桥血流速度测定。

病例 16　LIMA-D 吻合 HCR

【一般资料】

患者男性,64 岁。

1. **主诉**　突发胸痛 2 小时。

2. **既往史**　于我院急诊诊断为急性心肌梗死,急诊行 LAD 药物球囊扩张术。高血压病史；泌尿系结石病史,扁桃体切除术后。

3. **术前检查**

(1)冠状动脉造影:提示冠状动脉供血呈右优势型,左、右冠状动脉开口发育正常,冠状动脉走行区中度钙化,LM 50% 局限性狭窄,LADo 60% 局限性狭窄,LADp 100% 狭窄,LCXp-m 60%~90% 弥漫性狭窄,RCAd 60% 节段性狭窄。

(2)超声心动图:提示左心室前侧壁中间至心尖段运动幅度减低,左心室心尖圆钝,左心室心尖各壁运动幅度减低,节段性室壁运动异常,心包积液(少量),LVEF 58%,LVEDD 45mm。

(3)胸部 CT:提示主动脉和冠状动脉硬化,双肺下叶肺炎可能,左肺上叶前段肺大疱。

(4)其他入院检查:cTNI 122.66ng/ml,BMI 23kg/m²,SYNTAX 评分 37.5 分,EuroSCORE Ⅱ评分 3.83 分。

【术前诊断】

急性广泛前壁心肌梗死；冠状动脉粥样硬化性心脏病；心功能 Killip Ⅱ级；高血压 1 级(极高危组)；高脂血症；社区获得性肺炎；泌尿系结石；扁桃体切除术后。

【手术方式】

于 2018 年 4 月 10 日行 MIDCAB+PCI:术中行 LIMA-D 搭桥,RCA 置入药物洗脱支架

2 枚,手术过程顺利。

【术后情况】

术后第 1 天:cTNI 9.05ng/ml,术后 3 小时清醒,7 小时脱机拔管。术后 10 天出院。

【点评】

此病例是本中心第一例"一站式"HCR 手术,PCI 造影时发现 LIMA 吻合至对角支,但对角支较大,且与 LAD 相通,不影响 LAD 及 D 的供血。此病例经验总结:①第一例"一站式"HCR 手术,经验不足,特别是对于心脏及 LAD 位置感觉欠佳。②患者急性前壁心肌梗死,右心室明显增大,心脏位置左向右旋转。③切口位置相对偏后。以上是造成靶血管位置判断失误的主要原因。

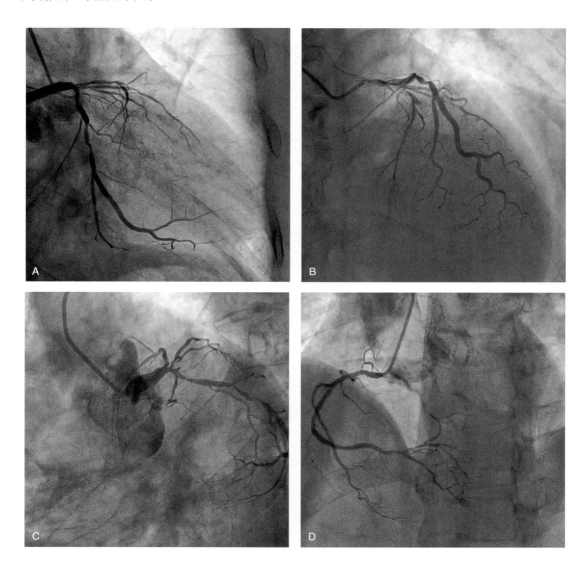

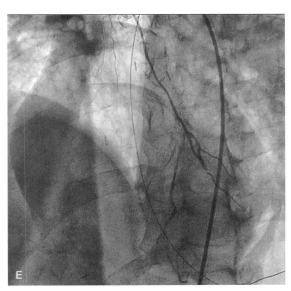

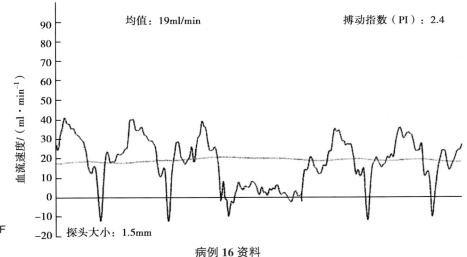

病例 16 资料

A~C. 左冠状动脉造影;D. 右冠状动脉造影;E. LIMA-D 造影;F. 术中 LIMA-D 桥血流速度测定。

病例 17 通过 D1 辨别 LAD

【一般资料】

患者男性,62 岁。

1. **主诉** 活动后喘憋 10 天。

2. **既往史** 高血压病史 15 年;高脂血症病史 10 年;脑缺血发作病史 10 年;吸烟史 50 年,未戒烟。

3. **术前检查**

(1)冠状动脉造影:提示冠状动脉供血呈右优势型,左、右冠状动脉开口发育正常,LM(−),

LADp 100% 狭窄,INTp 80% 局限性狭窄,RCAd 60% 节段性狭窄。

(2)超声心动图:提示结构、功能及血流未见明显异常,LVEF 68%,LVEDD 50mm。

(3)颈部血管超声提示:双侧颈动脉内膜增厚伴斑块形成,右椎动脉管径细(0.18cm)。

(4)其他入院检查:cTNI 0.00ng/ml,CKMB 0.8ng/ml,BMI 26kg/m^2,SYNTAX 评分 12 分,EuroSCORE Ⅱ 评分 0.79 分。

【术前诊断】

冠状动脉粥样硬化性心脏病;不稳定型心绞痛;高血压 2 级(极高危组);高脂血症。

【手术方式】

于 2018 年 5 月 21 日行 MIDCAB+PCI:术中行 LIMA-LAD 搭桥,手术过程顺利。

【术后情况】

术后第 1 天:cTNI 0.09ng/ml,术后 5 小时清醒,17 小时脱机拔管。术后 8 天出院。

【点评】

当 LAD 难以辨别时,可以通过 D1 寻找 LAD。

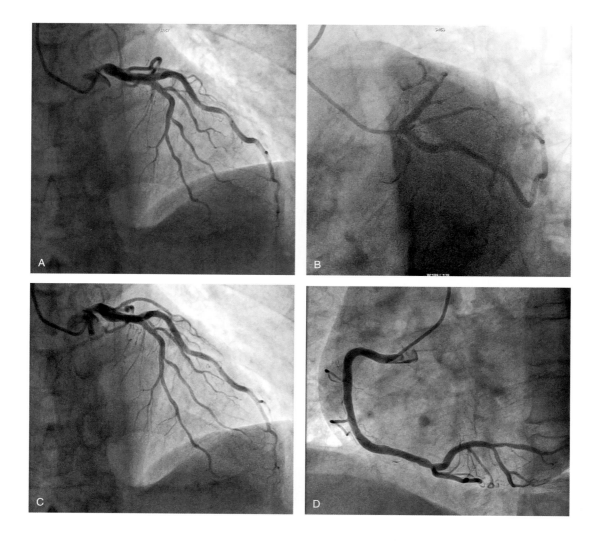

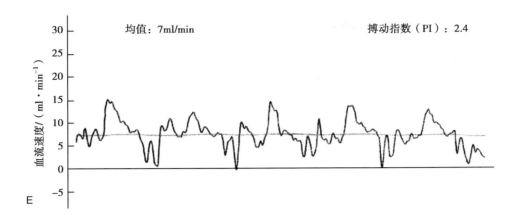

病例 17 资料

A~C. 左冠状动脉造影;D. 右冠状动脉造影;E. 术中 LIMA-LAD 桥血流速度测定。

病例 18　LIMA-LAD 吻合在近端 1/3 外,通过对角支找到左前降支近端

【一般资料】

患者女性,55 岁。

1. 主诉　劳累性胸闷、气短 1 月余,加重 2 周。

2. 既往史　无特殊。

3. 术前检查

(1)冠状动脉造影:提示冠状动脉供血呈右优势型,左、右冠状动脉开口发育正常,LADo 90% 狭窄,LCX 细小,OM1o-p 99% 局限性狭窄,RCAm 50% 节段性狭窄。

(2)超声心动图:提示结构、功能及血流未见明显异常,LVEF 61%,LVEDD 43mm。

(3)其他入院检查:cTNI 0.01ng/ml,CKMB 1.8ng/ml,BMI 27.9kg/m^2,SYNTAX 评分 49.5 分,EuroSCORE Ⅱ评分 1.14 分。

【术前诊断】

不稳定型心绞痛;冠状动脉粥样硬化性心脏病。

【手术方式】

于 2019 年 6 月 17 日行 MIDCAB+PCI: 术中行 LIMA-LAD 搭桥,LM-LCX 置入支架 1 枚,手术过程顺利。

【术后情况】

术后第 1 天:cTNI 21.75ng/ml,术后 4 小时清醒,16 小时脱机拔管。术后 14 天出院。

【点评】

LIMA-LAD 搭桥部位选择应是越靠近 LAD 近中段越好,实际操作中由于 LAD 近中段

常有病变或已置入支架,以及中段 LAD 多位于心肌中,故 LAD 中远段 1/3 常成为 LAD 搭桥的部位。此患者中远段血管细小、显露不清,故通过对角支解剖出 LAD 近中段 1/3 的部位进行吻合,术后效果好。

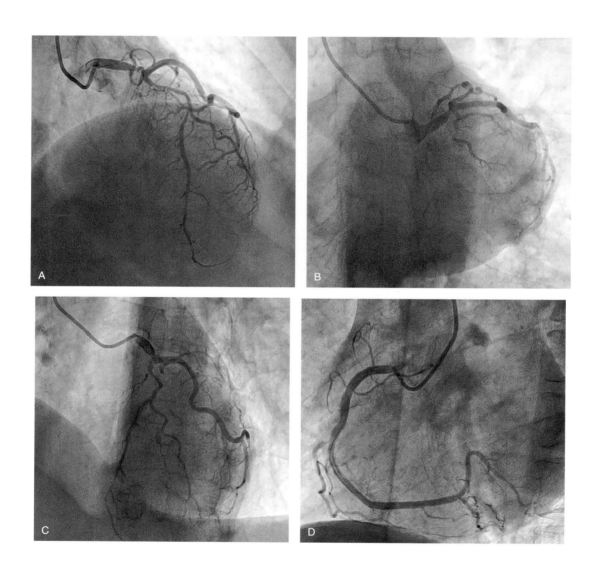

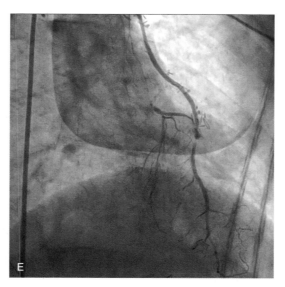

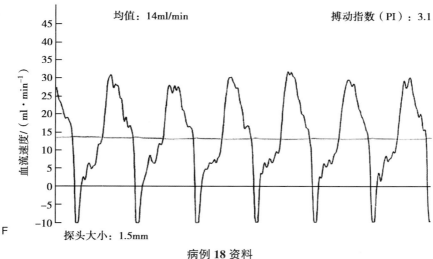

病例 18 资料

A~C. 左冠状动脉造影；D. 右冠状动脉造影；E. LIMA-LAD 造影；F. 术中 LIMA-LAD 桥血流速度测定。

病例 19　复合桥（LIMA+SVG-LAD）

【一般资料】

患者男性，62 岁。

1. **主诉**　间断胸痛、胸闷 11 年，加重 10 天。

2. **既往史**　高血压病史 20 余年；糖尿病病史 1 年余，应用口服药物及胰岛素控制血糖，血糖水平控制满意；饮酒史 35 年，吸烟史 35 年，已戒烟、戒酒 11 年。患者父亲因冠心病去世，母亲有脑血栓病史。

3. **术前检查**

（1）冠状动脉造影：提示冠状动脉供血呈右优势型，左、右冠状动脉开口发育正常，LM 未见明显狭窄,LADp 80%~90% 弥漫性狭窄,LADm 70%~80% 局限性狭窄,LADd 70%~80% 局限性狭窄,LCXp 70% 弥漫性狭窄,OM1p 70%~80% 弥漫性狭窄,RCAp 60% 弥漫性狭窄,RCAd 80% 节段性狭窄,PDo-p 80% 弥漫性狭窄。

(2) 超声心动图:提示左心室轻度增厚,肺动脉增宽(31mm),LVEF 72%,LVEDD 50mm。

(3) 其他入院检查:cTNI 0.01ng/ml,CKMB 1.0ng/ml,BMI 32kg/m^2,SYNTAX 评分 33 分,EuroSCORE Ⅱ评分 1.99 分。

【术前诊断】

急性非 ST 段抬高心肌梗死;冠状动脉粥样硬化性心脏病;陈旧性心肌梗死;高血压 3 级(极高危组);2 型糖尿病;高脂血症;颈动脉狭窄。

【手术方式】

于 2019 年 12 月 9 日行 MIDCAB+PCI:术中行 LIMA+SVG-LAD 搭桥,PLB 置入支架 1 枚,PDA 应用药物球囊 1 枚进行扩张,手术过程顺利。

【术后情况】

术后第 1 天:cTNI 43.6ng/ml,术后 5 小时清醒,14 小时脱机拔管。术后 9 天出院。

【点评】

术中发现患者 LIMA 细小,不能"喷血",修剪去除部分 LIMA 远段后,获得良好的 LIMA 血流,再使用一段 SVG 与原位 LIMA 行端端吻合,组成"LIMA+SVG"复合桥,再吻合至 LAD。LIMA-LAD 桥血管质量高,被誉为"金桥",10 年通畅率可达 95% 以上,CABG 中 50%~60% 的收益来源于 LIMA-LAD 桥。研究显示 LIMA+SVG 复合桥 1 年通畅率约为 92.1%,另一项纳入例数较少的研究显示 51 个月随访 LIMA+SVG 复合桥的通畅率为 100%,可见复合桥是 LIMA 质量欠佳时可选择的补救策略,特别是在 HCR 术中,能够避免转为胸骨正中开胸。

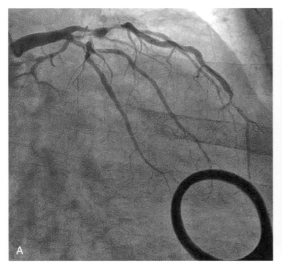
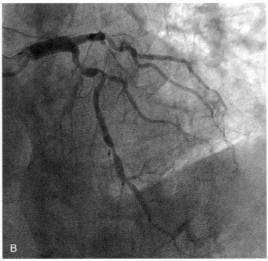

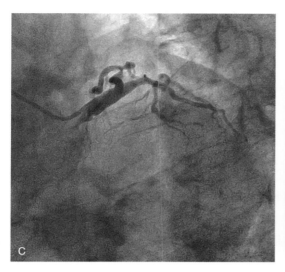
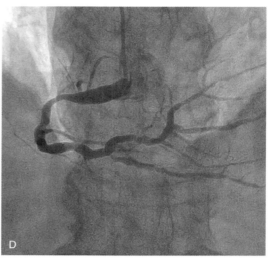

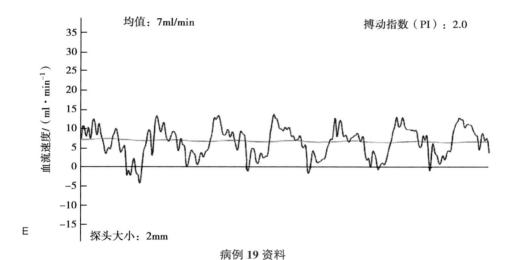

病例 **19** 资料

A~C.左冠状动脉造影;D.右冠状动脉造影;E.术中 LIMA-LAD 桥血流速度测定。

病例 20 锁骨下动脉斑块,选择性 LIMA-LAD 造影风险高患者

【一般资料】

患者男性,69 岁。

1. **主诉** 间断前胸及后背疼痛 2 月余,加重 10 日。

2. **既往史** 高血压病史 20 余年;脑梗死病史 18 年;胃大部切除术后 38 年,左上肢骨折术后 16 年;肾上腺腺瘤术后 2 年;吸烟史 40 余年,戒烟 3 年。

3. **术前检查**

(1)冠状动脉造影:提示冠状动脉供血呈右优势型,左、右冠状动脉开口发育正常,LMd 60% 局限性狭窄,LADo 100% 闭塞,LCXp 60%~70% 弥漫性狭窄,OM1o 70% 局限性狭窄,

RCAp-m 70%~80% 弥漫性狭窄，PDAo 70% 局限性狭窄。

（2）超声心动图：提示左心房增大，室间隔增厚（13mm），主动脉窦（38mm）、升主动脉（39mm）增宽，LVEF 60%，LVEDD 51mm。

（3）胸部 CT：提示左锁骨下动脉起始段管壁增厚，管腔轻 - 中度狭窄。

（4）其他入院检查：cTNI 0.01ng/ml，BMI 25.4kg/m^2，SYNTAX 评分 46.5 分，EuroSCORE Ⅱ 评分 3.34 分。

【术前诊断】

不稳定型心绞痛；冠状动脉粥样硬化性心脏病；完全性右束支传导阻滞；高血压 3 级（极高危组）；脑梗死后遗症；颈动脉硬化；肝囊肿；胃大部切除术后；骨折术后。

【手术方式】

于 2019 年 12 月 7 日行 MIDCAB+PCI：术中行 LIMA-LAD 搭桥，LCX 置入支架 1 枚，手术过程顺利。

【术后情况】

术后第 1 天：cTNI 1.34ng/ml，CKMB 2.4ng/ml，术后 3 小时清醒，16 小时脱机拔管。术后 8 天出院。

【点评】

左锁骨下动脉狭窄患者，行选择性 LIMA-LAD 造影较困难，若反复操作，导丝可引起粥样斑块脱落，造成脑卒中等相应并发症。LIMA-LAD 术中显示血流好，可不行造影检查。

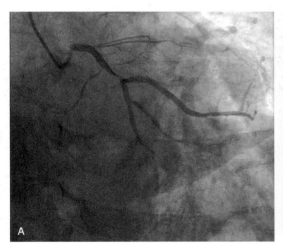
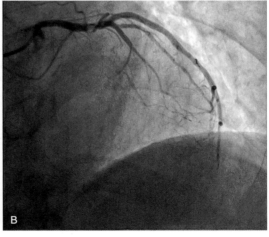

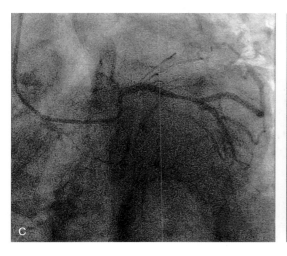
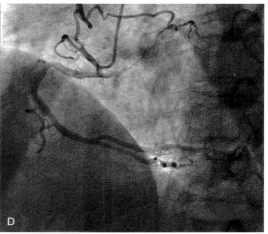

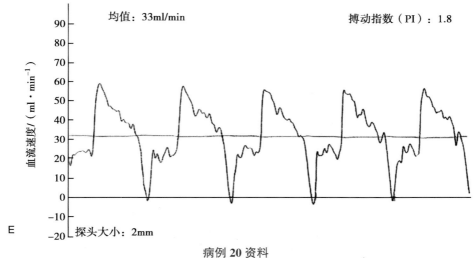

病例 **20** 资料

A~C. 左冠状动脉造影；D. 右冠状动脉造影；E. 术中 LIMA-LAD 桥血流速度测定。

病例 21　HCR 术后脑梗死

【一般资料】

患者男性，81 岁。

1. **主诉**　劳累性胸闷、气短 5 年，加重 20 余日。

2. **既往史**　高血压病史 20 余年，糖尿病病史 20 余年，血压、血糖控制欠佳；脑梗死病史 8 年；饮酒史 40 余年；吸烟史 40 余年，戒烟 20 年。

3. **术前检查**

（1）冠状动脉造影：提示冠状动脉供血呈右优势型，左、右冠状动脉开口发育正常，LM 无病变，LADp-m 80% 弥漫性狭窄，D1o-p 70% 弥漫性狭窄，LCXo 50% 局限性狭窄，OM1d 70% 局限性狭窄，RCAp 80%~90% 节段性狭窄，RCAm 50%~60% 弥漫性狭窄，PDo-p 50%~

60% 节段性狭窄, PLp 90% 局限性狭窄。

(2) 超声心动图:提示左心室肥厚(后壁 11.5mm), LVEF 75%, LVEDD 47mm。

(3) 胸部 CT 提示:左侧锁骨下动脉可见广泛钙化斑块及软斑块,管腔普遍中度狭窄。

(4) 其他入院检查:cTNI 0.1ng/ml, CKMB 0.9ng/ml, BMI 25.4kg/m^2, SYNTAX 评分 35 分, EuroSCORE Ⅱ 评分 4.65 分。

【术前诊断】

不稳定型心绞痛;冠状动脉粥样硬化性心脏病;2 型糖尿病;高血压 3 级(极高危组);陈旧性脑梗死;脑梗死后遗症。

【手术方式】

于 2019 年 11 月 15 日行 MIDCAB+PCI:术中行 LIMA-LAD 搭桥, RCA 置入支架 2 枚,手术过程顺利。

【术后情况】

术后第 1 天:cTNI 12.19ng/ml, CKMB 15.7ng/ml, 术后持续意识欠佳。头部 CT 检查提示:右侧颞叶、左侧大脑中动脉供血区大面积低密度梗死灶,病情稍好转后以气管切开状态转院行进一步康复治疗。

【点评】

患者术后出现左侧颞顶叶、右侧颞叶急性脑梗死。可能原因为:①患者高龄,有陈旧性脑梗死病史;② CTA 提示左锁骨下动脉开口多发软斑块,术后脑梗死可能与术中导丝操作有关;③对脑卒中高危患者,在行 HCR 手术时,如 TTFM 显示血流量好,手术过程顺利,可不行 LIMA-LAD 造影检查。

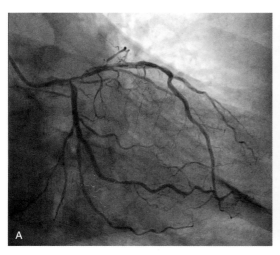
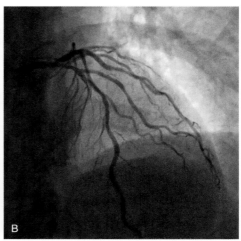

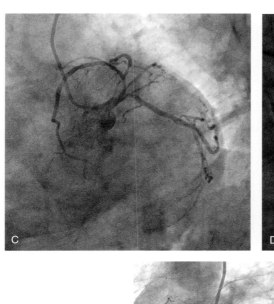

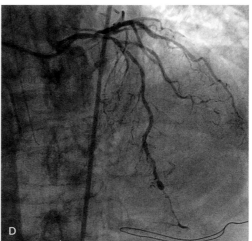

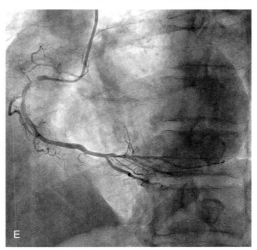

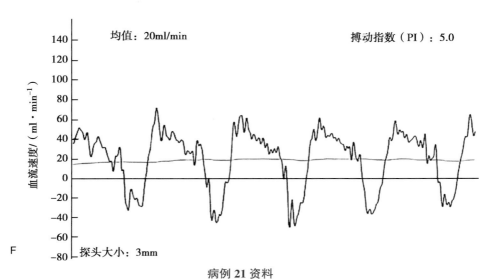

病例 21 资料

A~D. 左冠状动脉造影；E. 右冠状动脉造影；F. 术中 LIMA-LAD 桥血流速度测定。

病例 22 HCR 术中发现 LIMA 近端分支未结扎

【一般资料】

患者男性,60 岁。

1. **主诉** 发作性胸痛 11 年,加重 7 天。

2. **既往史** 既往置入支架 3 枚;高血压病史 11 年,糖尿病病史 10 年,血压、血糖控制欠佳;脑梗死病史 10 余年;吸烟史 40 余年。

3. **术前检查**

(1)冠状动脉造影:提示冠状动脉供血呈均衡型,左、右冠状动脉开口发育正常,LM 尾部 95% 狭窄,LADo 80% 节段性狭窄,LADp 支架走行,可见支架内 80% 弥漫性狭窄,LADd 80% 节段性狭窄。LCXo-p 70% 节段性狭窄,LCXd 80% 节段性狭窄,OM1p 50%~60% 节段性狭窄,RCAo-p 支架走行显影,RCAm-d 60%~70% 弥漫性狭窄。

(2)超声心动图:提示未见明显异常,LVEF 62%,LVEDD 52mm。

(3)其他入院检查:cTNI 0.00 ng/ml,CKMB 1.0ng/ml,BMI 25.4kg/m^2,SYNTAX 评分 40 分,EuroSCORE Ⅱ评分 1.35 分。

【术前诊断】

不稳定型心绞痛;冠状动脉粥样硬化性心脏病;冠状动脉支架置入术后;高血压 3 级(极高危组);2 型糖尿病;高脂血症;陈旧性脑梗死。

【手术方式】

于 2020 年 7 月 3 日行 MIDCAB+PCI:术中行 LIMA-LAD 搭桥,LCX 近段及中段分别置入支架 1 枚。LIMA 造影时发现分支窃血,应用弹簧圈封堵,手术过程顺利。

【术后情况】

术后第 1 天:cTNI 0.07ng/ml,CKMB 1.9ng/ml,术后 3 小时清醒,15 小时脱机拔管。术后 6 天出院。

【点评】

应尽可能结扎 LIMA 第一分支血管,否则会出现窃血现象。HCR 术中造影若发现分支窃血,可应用弹簧圈进行封堵。

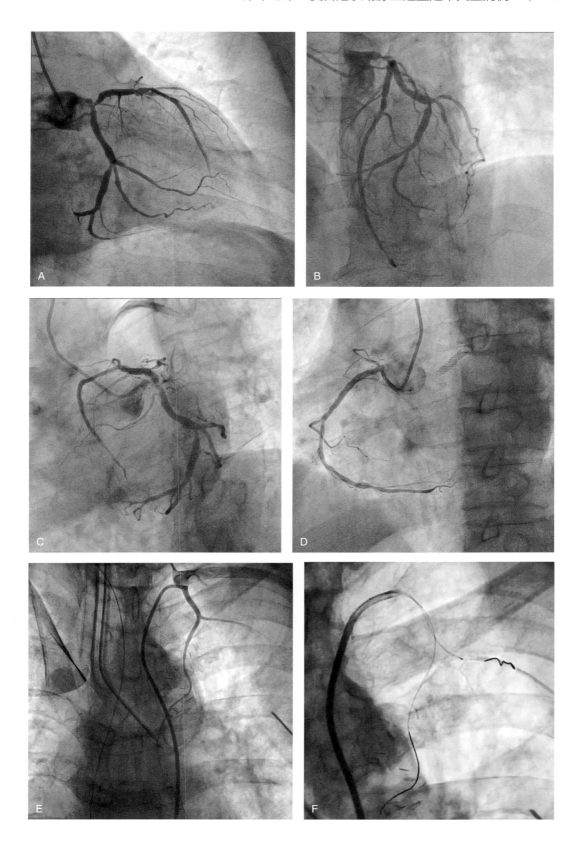

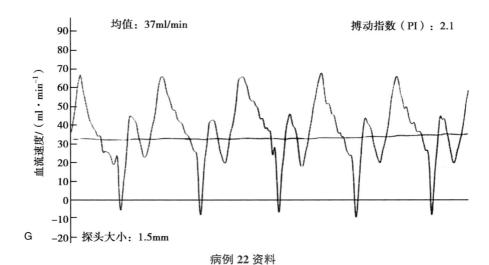

病例 **22** 资料

A~C. 左冠状动脉造影；D. 右冠状动脉造影；E. LIMA-LAD 造影；F. 弹簧圈封堵 LIMA 分支；
G. 术中 LIMA-LAD 桥血流速度测定。

（苏丕雄　高 杰　王乐丰　徐 立　王红石）

第十八章
复合冠状动脉血运重建术专家之所见（外科篇）

冠状动脉旁路移植术（CABG）和经皮冠状动脉介入治疗（PCI）是冠状动脉严重病变两种相对独立的治疗方法。复合冠状动脉血运重建术（HCR）是一种将外科微创小切口CABG与PCI两种不同的再血管化手段相结合的手术方式。从最优的远期疗效和最小的手术创伤相结合的角度出发，HCR可以作为传统CABG和单独PCI治疗的补充和替代。

1. **指南建议** 对于选择PCI还是CABG，欧洲心脏病学会（ESC）和欧洲心胸外科协会（EACTS）联合发布的《2018心肌血运重建指南》指出：心肌血运重建的预后和症状获益取决于血运重建的完全性，是否具备完全血运重建能力是治疗策略选择的关键问题。此外，个体手术风险、技术可行性、是否合并糖尿病及病变的解剖复杂性是决定行PCI还是行CABG的关键。目前，美国心脏病学会（ACC）和美国心脏协会（AHA）指南建议：HCR可应用于常规CABG受限、缺乏足够的移植血管或存在不适于行PCI的前降支（LAD）病变（Ⅱa类推荐）；HCR作为PCI或CABG的替代策略，应用于多支血管病变以尝试提高收益/风险比，可能是合理的（Ⅱb类推荐）。欧洲心脏协会指南也建议：在连续开展HCR或具有丰富HCR经验的心脏中心，结合使用左乳内动脉到左前降支（LIMA-LAD）搭桥和药物洗脱支架（DES）各自的优点，将HCR应用于特定人群可能是合适的（Ⅱb类推荐）。

《中国冠状动脉杂交血运重建专家共识（2017版）》建议在有经验的心脏中心开展HCR手术，HCR治疗方案的制订，必须由心血管内科和心脏外科医师组成心脏团队，对患者的临床及影像学资料进行全面评价，共同制订血运重建策略，尽可能为患者提供最佳的治疗方式。但现实中，包含心脏内外科医师、心脏团队良好运行的心脏中心不多。

冠心病多支病变的治疗方式仍是当前心血管疾病领域的争议焦点。CABG是各指南主要推荐的解决办法，尤其是对于SYNTAX评分>32分的严重多支病变及合并糖尿病、左主干病变的患者，CABG的治疗地位仍无法替代。但是与PCI相比，CABG更具有创伤性，可能造成的围手术期相关并发症不可忽视。近年来多个研究证实，新一代药物涂层支架可能比大隐静脉桥的远期血管通畅率更高。结合CABG和PCI的优势，HCR技术采用小切口微创完成LIMA-LAD的CABG，然后采用PCI处理右冠状动脉和回旋支冠状动脉病变血管。

虽然当前指南仍未将 HCR 作为冠心病多支病变的一线推荐,但是对于高龄、心力衰竭、主动脉硬化、脑梗死等外科高危患者,应该优先考虑 HCR。

2. 复合冠状动脉血运重建术的指征

(1)HCR 的适应证:①传统的 CABG 高危患者,如升主动脉严重钙化、非前降支靶血管条件较差(但适合 PCI),缺乏合适的旁路血管材料等;②冠状动脉多支复杂病变,前降支病变不适合 PCI,如严重钙化、迂曲、弥漫性甚至慢性完全闭塞病变(CTO);③左主干病变,或合并其他分支病变,且不适合行单纯 PCI;④有严重的合并症,不能很好地耐受体外循环或胸骨正中切开,如近期心肌梗死、肾功能不全、慢性阻塞性肺疾病等;⑤高龄和年轻患者可能更适合行 HCR。

(2)HCR 的禁忌证:①不适合 PCI;②不能进行微创手术,严重肺功能不全无法耐受单肺通气;③胸廓严重解剖异常(扁平胸廓、肋间隙狭窄、脊柱侧弯等),没有足够的手术操作空间;④左侧胸腔外伤、疾病史,左侧胸膜严重粘连;⑤血流动力学不稳定;⑥预期前降支难以显露、手术操作困难;⑦手术中发生手术区域出血,或者手术操作导致心脏、血管的严重损伤。相对禁忌证包括左乳内动脉条件差、前降支走行在心肌内等。

3. 复合冠状动脉血运重建术的应用策略 HCR 需要心内科和心外科医师合作,术前共同判断患者病情和分析造影资料,良好把握适应证。这种团队合作的成果能为患者制订个体化的治疗方案,降低因术前单个医疗小组制订手术计划不完善而增加术后并发症的发生概率。

目前 HCR 有同期和分期策略:①分期 LIMA-LAD 搭桥和 PCI;②同期在复合手术室先MIDCAB 完成 LIMA-LAD 搭桥后,立即行 PCI,或称为"一站式"HCR。对于 HCR 手术中MIDCAB 及 PCI 治疗的先后顺序、两种手术时间间隔尚无明确指南。

若先行 MIDCAB、分期后行 PCI,存在未完全血运重建血管,围手术期心血管事件风险增加,也存在 PCI 不成功需要再次搭桥可能;若先行 PCI,PCI 后双联抗血小板治疗可能会增加 MIDCAB 出血风险。

复合手术室使得 MIDCAB 和 PCI 能够同期进行。先外科搭桥后 PCI 策略的优点:① LIMA-LAD 桥的通畅性在随后的 PCI 中可以得到造影确认;②非 LAD 病变的 PCI 在LIMA 桥的保护下进行,大大降低了 PCI 风险;③一旦发现 LIMA-LAD 桥有异常,可及时纠正或补救;④避免了服用双联抗血小板药物导致的出血风险。因此,分站式 HCR 多采用先搭桥后 PCI 的策略。先 PCI 后搭桥的策略仅限于急性冠脉综合征、且"罪犯"血管不是LAD 时,先行 PCI 处理"罪犯"血管。目前多数术者采用左前外科小切口 LIMA-LAD 搭桥,而后行 PCI 的模式完成 HCR;也有学者采用胸骨下段小切口 LIMA-LAD 搭桥,而后行PCI 手术的模式。

总之,HCR 手术顺序主要取决于冠状动脉病变的位置及其严重性。有明确证据的急性心肌梗死患者先行 PCI 得到的益处最大,尤其是急性下壁和侧壁心肌梗死的患者和存在明确 LAD 病变且有合适桥血管的患者。对于复杂的严重冠状动脉病变患者最适宜先行 MIDCAB,这样可以为随后的 PCI 提供安全的血供环境。就美国目前的临床实践来看,

33.2% 的冠心病患者接受了分站式 HCR 手术,其中 66.8% 的患者先行 MIDCAB 后行 PCI 治疗。

4. 复合冠状动脉血运重建术相关研究　对不适合胸骨正中切口行多支冠状动脉旁路移植术的患者,选择 HCR 手术能够促进患者尽快恢复,前提是要有熟练的 MIDCAB 和 PCI 技术。首先,HCR 只需微创小切口行 LIMA-LAD 搭桥,通常不需要应用心肺转流术(cardiopulmonary bypass, CPB),避免了大剂量肝素的使用、血液稀释和 CPB 操作带来的并发症,以及 CPB 本身所导致的并发症(如栓塞、出血等),血液制品需求减少,全身炎症反应减轻。其次,熟练的手术者进行 HCR 手术,创伤轻,避免了对升主动脉的操作,减少了脑卒中的发生。HCR 手术因操作而导致的冠状动脉缺血时间减少,肌红蛋白和肌钙蛋白 I 释放均减少,对心功能损伤减轻,术后恢复更顺利。

不同 HCR 手术方式各有优缺点,分站式 HCR 适用于不具备复合手术室的中心,但 PCI 后冠状动脉急性血栓形成可能增加相关并发症;“一站式”HCR 是在行 MIDCAB 的同期行 PCI 治疗,可以缩短手术时间,避免两次创伤。两者各有利弊,应依据具体情况合理选择。欧洲心脏病协会公布了 CABG、PCI 及“一站式”HCR 这三种不同的治疗方法处理冠状动脉病变 SYNTAX 高评分的患者的结果表明,“一站式”HCR 手术优于 PCI,但与 CABG 相仿。胡盛寿等研究证实,“一站式”HCR 手术不但可以减轻手术创伤,而且在左乳内动脉桥的保护下进行 PCI 操作更加安全,能降低围手术期并发症的发生率。有研究证实,“一站式”HCR 手术治疗成人复杂性心脏病能减少手术创伤,降低手术复杂性,安全性高,疗效确切。

过去的十几年,公开发表的文献研究报道了 HCR 中远期的临床疗效,绝大多数研究都是单中心、非随机的报道,而且外科技术、样本量、支架种类,以及药物洗脱支架与裸支架的应用比例均存在差异,所以至今仍没有达成全球性共识。但 HCR 技术的安全性、可靠性已经得到初步证实,其具有较低的住院病死率(0~2%)和较好的早期临床疗效,如较短的重症监护病房时间及住院时间,以及较短的康复时间。

5. 复合冠状动脉血运重建术面临的问题　尽管 HCR 手术在早期及中期有不错的临床疗效及较高的患者满意度,但是其应用于临床仍然有限。首先,为了证实 HCR 手术比传统 CABG 手术或 PCI 在病死率及脑卒中、心肌梗死、再次再血管化发生率等方面有优势,需要多中心、大样本的随机对照研究;其次是 HCR 技术中 MIDCAB 与 PCI 两者谁先谁后的问题、抗血小板及抗凝药物的剂量及使用时间的问题仍没有完全一致的认识,如何权衡 MIDCAB 出血和 PCI 血栓的风险、在实施规范化用药的同时兼顾个体化的原则,以期在“控制出血”和“预防支架内血栓”之间达到精巧的平衡,是 HCR 关注的焦点,有待更多研究证实;再者,HCR 对医师的技术要求较高,需要心外科和心内科医师通力合作,根据患者的具体情况采用最合适的手术方式以达到最佳的疗效,尤其是“一站式”HCR 技术,除了要有复合手术室外,还需要一个由心脏外科、心血管内科及影像科医师、护理人员组成的专业心脏团队。HCR 手术之所以有着不错的应用前景,是因为其结合了 MIDCAB 与 PCI 两者的优点,对于复杂冠心病患者,复合手术不失为一种最佳的选择。

6. 未来与展望 毫无疑问,HCR 翻开了冠心病治疗的新篇章,作为冠状动脉多支血管病变的新型治疗策略,前景令人期待。复合手术室的出现,使 HCR 变得更加快捷、简便、易于推广。作为一项新技术,HCR 仍处在探索、起步阶段,需进一步改进、完善和发展,更依赖于包括心脏外科及心血管内科医师的心脏团队成员的团结协作。目前,HCR 的远期预后仍受到广泛质疑,HCR 能否作为冠状动脉多支血管病变的常规血运重建方法,还有待于今后多中心、大规模、随机对照临床研究和长期的随访结果证实,HCR 的发展和推广仍然任重道远。

(陈 鑫 邱志兵)

参考文献

［1］ MCKIERNAN M, HALKOS M E. Hybrid coronary revascularization: are we there yet？[J]. Curr Opin Cardiol, 2020, 35 (6): 673-678.

［2］ HARSKAMP R E, BONATTI J O, ZHAO D X, et al. Standardizing definitions for hybrid coronary revascularization [J]. J Thorac Cardiovasc Surg, 2014, 147 (2): 556-560.

［3］ SINGH T, AYINAPUDI K, MOTWANI A, et al. A Practical Approach to Hybrid Coronary Revascularization [J]. Cardiology in Review, 2020, 28 (5): 240-243.

［4］ GAUDINO M, BAKAEEN F, DAVIERWALA P, et al. New Strategies for Surgical Myocardial Revascularization [J]. Circulation, 2018, 138 (19): 2160-2168.

［5］ INDJA B, WOLDENDORP K, BLACK D, et al. Minimally invasive surgical approaches to left main and left anterior descending coronary artery revascularization are superior compared to first-and second-generation drug-eluting stents: a network meta-analysis [J]. Eur J Cardiothorac Surg, 2020, 57 (1): 18-27.

［6］ YANAGAWA B, HONG K, CHEEMA A, et al. What is the state of hybrid coronary revascularization in 2018？[J]. Curr Opin Cardiol, 2018, 33 (5): 540-545.

［7］ 中国冠状动脉杂交血运重建专家共识 (2017 版) 专家组. 中国冠状动脉杂交血运重建专家共识 (2017 版)[J]. 中华胸心血管外科杂志, 2017, 33 (8): 449-455.

［8］ COSTA F, ARIOTTI S, VALGIMIGLI M, et al. Task Force on Myocardial Revascularization of the European Society of Cardiology (ESC) and the European Association for CardioThoracic Surgery (EACTS). Perspectives on the 2014 ESC/EACTS guidelines on myocardial revascularization: 50 years of revascularization: where are we and where are we heading？[J]. J Cardiovasc Transl Res, 2015, 8: 211-220.

［9］ RIMESTAD J M, CHRISTIANSENEH, MODRAU I S. One-year cost-effectiveness and safety of simultaneous hybrid coronary revascularization versus conventional coronary artery bypass grafting [J]. Interact Cardiovasc Thorac Surg, 2019, 29: 217-223.

［10］ KITAHARA H, HIRAI T, MCCROREY M, et al. Hybrid coronary revascularization: midterm outcomes of robotic multivessel bypass and percutaneous interventions [J]. J Thorac Cardiovasc Surg, 2019, 157 (5): 1829-1836.

［11］ KAYATTA M O, HALKOS M E, PUSKAS J D. Hybrid coronary revascularization for the treatment of multivessel coronary artery disease [J]. Ann Cardiothorac Surg, 2018, 7 (4): 500-505.

[12] MESSERLI A W, MISUMIDA N. Hybrid Coronary Revascularization 5 Years On: Is Clinical Equipoise Good Enough ? [J]. JACC Cardiovasc Interv, 2018, 11 (9): 853-855.

[13] MORENO P R, STONE G W, GONZALEZ-LENGUA C A, et al. The Hybrid Coronary Approach for Optimal Revascularization: JACC Review Topic of the Week [J]. J Am Coll Cardiol, 2020, 76 (3): 321-333.

[14] HU S S, XIONG H, ZHENG Z, et al. Midterm outcomes of simultaneous hybrid coronary artery revascularization for left main coronary artery disease [J]. Heart Surg Forum, 2012, 15 (1): E18-E22.

[15] SHEN L, HU S, WANG H, et al. One-stop hybrid coronary revascularization versus coronary artery bypass grafting and percutaneous coronary intervention for the treatment of multivessel coronary artery disease: 3-year follow-up results from a single institution [J]. J Am Coll Cardiol, 2013, 61 (25): 2525-2533.

[16] SARDAR P, KUNDU A, BISCHOFF M, et al. Hybrid coronary revascularization versus coronary artery bypass grafting in patients with multivessel coronary artery disease: a meta-analysis [J]. Catheter Cardiovasc Interv, 2018, 91 (2): 203-212.

[17] TAJSTRA M, HRAPKOWICZ T, HAWRANEK M, et al. Hybrid coronary revascularization in selected patients with multivessel disease: 5-year clinical outcomes of the prospective randomized pilot study [J]. JACC Cardiovasc Interv, 2018, 11 (9): 847-852.

[18] GASIOR M, ZEMBALA M O, TAJSTRA M, et al. Hybrid revascularization for multivessel coronary artery disease [J]. JACC Cardiovasc Interv, 2014, 7 (11): 1277-1283.

第十九章
复合冠状动脉血运重建术专家之所见（内科篇）

　　复合冠状动脉血运重建术（HCR）综合了冠状动脉旁路移植术（CABG）和经皮冠状动脉介入治疗（PCI）两种手术策略的优点，应用于复杂的多支血管病变的冠心病患者。HCR 按计划同期或分期采用微创冠状动脉旁路移植术（MIDCAB）行左乳内动脉（LIMA）至左前降支（LAD）的外科吻合，以及与非 LAD 病变血管行 PCI 置入药物洗脱支架的方式相结合的再血管化治疗策略，围手术期并发症的发生率远远低于常规 CABG 治疗。多项研究已表明 HCR 安全有效，但目前尚缺乏大规模的临床随机对照研究。HCR 作为复杂冠状动脉病变的一个新型治疗策略前景令人期待。近年来，随着冠心病内、外科治疗技术的发展和进步，复杂冠状动脉病变血运重建治疗策略的选择再次引起心血管内科及心脏外科医师的讨论，同时，由心血管内科及心脏外科医师组成的心脏团队共同执行临床决策从而使患者获得最佳治疗方案的概念也逐步形成。心脏团队的建立推动了 HCR 的迅速发展，并取得了良好的临床疗效。

　　冠状动脉血运重建策略包括 PCI、CABG 和 HCR，而患者最终血运重建策略的选择主要取决于个体冠状动脉病变的程度及其临床特征。1996 年，Angelini 等首次开展了 HCR 技术，随后 HCR 治疗作为冠状动脉多支血管病变的开创性治疗方式出现。HCR 综合 CABG 和 PCI 两种手术策略的优点，按计划同期或分期采用 MIDCAB 行 LIMA-LAD 的外科搭桥手术及对非 LAD 病变血管行 PCI 置入药物洗脱支架的方式进行再血管化治疗，通常情况下 MIDCAB 和 PCI 间隔时间不超过 60 天。目前，CABG 术中 LIMA-LAD 的搭桥具有其他方法无法比拟的远期通畅率和生存获益，而 PCI 技术不仅微创，而且对于非 LAD 冠状动脉局限病变的中远期疗效趋同于大隐静脉桥，甚至更佳。因此，对于血运重建有效性而言，LIMA-LAD 搭桥优于 PCI 置入药物洗脱支架，而 PCI 置入药物洗脱支架又优于大隐静脉桥。同时，HCR 具有外科小切口、心脏不停跳、不涉及主动脉操作等特点，其围手术期并发症的发生率远远低于常规 CABG 治疗。2011 年，美国心脏病学会基金会（ACCF）/ 美国心脏协会（AHA）CABG 指南郑重声明：HCR 实施的主要目的就是减少传统 CABG 对高危患者所致的高病死率。多项研究已表明 HCR 安全有效，但目前尚缺乏大规模的临床随机对照研究,因此目前心血管内科及心脏外科医师尚未把 HCR 纳为临床的常规治疗。

2017 年 8 月,《中国冠状动脉杂交血运重建专家共识(2017)》发表于《中华胸心血管外科杂志》,为规范和推广冠心病 HCR 策略提供了参考和依据。该共识推荐使用多个评分系统和风险分层对冠状动脉病变患者进行评估,根据 PCI、CABG 和 HCR 这些治疗策略的风险 / 获益比来决定最终的血运重建策略选择。共识建议在有经验的心脏中心开展 HCR 手术,HCR 治疗方案的制订,必须由心血管内科和心脏外科医师组成心脏团队,对患者的临床表现及影像学资料进行全面评价后,共同制订血运重建策略,尽可能为患者提供最佳的治疗方式。

基于最优的远期疗效和最小的手术创伤(风险 / 获益比)考虑,HCR 作为传统 CABG 和单独 PCI 治疗的补充和替代,融合了心血管内科及心脏外科的优势,同时,由于使用的是乳内动脉桥,实现了升主动脉的无操作,很大程度上减少了手术相关脑血管事件的发生。原则上,HCR 适合于行 CABG 和 PCI 均有高风险、高难度的患者,或者单一方法无法达到最佳疗效、左主干和 / 或累及 LAD 近端的多支血管病变的患者。

具体适应证包括:①传统的 CABG 显著受限,如升主动脉严重钙化、非 LAD 靶血管条件较差(但适合 PCI),缺乏合适的桥血管材料等;② LAD 病变不适合行 PCI,如严重钙化、迂曲、弥漫,甚至慢性完全闭塞病变;③左主干合并或不合并其他分支病变,且不适合单独做 PCI;④存在严重的合并症,不能耐受体外循环或胸骨正中切开,如近期心肌梗死、肾功能不全、慢性阻塞性肺疾病等;⑤年龄不是 HCR 的绝对影响因素,但是高龄及年轻患者可能更适合行 HCR。

HCR 的手术禁忌证包括:①不适合 PCI 的患者;②不能进行微创手术的患者,严重肺功能不全无法耐受单肺通气;③胸廓严重解剖异常(扁平胸廓、肋间隙狭窄、脊柱侧弯等),导致没有足够的手术操作空间;④左侧胸腔外伤、疾病史,左侧胸膜严重粘连;⑤血流动力学不稳定;⑥预期 LAD 难以显露、手术操作困难;⑦手术中出现手术区域出血,或者手术操作导致心脏、血管的严重损伤。左乳内动脉条件差、LAD 走行在心肌内等是 HCR 的相对禁忌证。

HCR 有两种策略,分为同期的"一站式"HCR 和分期的"分站式"HCR 手术。"一站式"指在同一间复合手术室内一次性完成 MIDCAB 和 PCI 手术。"分站式"HCR 指 MIDCAB 和 PCI 分别在传统心血管内科及心脏外科不同的手术室先后完成,间隔时间从几小时到数十天不等。HCR 一般推荐同日处理。"一站式"HCR 可以在一次手术中进行完全血运重建,避免因不完全血运重建而导致的并发症,同时具有术后恢复快、住院周期短等优点,但也存在术后出血多、围手术期炎症反应增加、支架内血栓形成的风险。"一站式"HCR 要求具备特殊装备的复合手术室,因此不易普及,而"分站式"HCR 只需传统的心脏外科手术室和心导管室即可,对于目前国内的医疗条件更易于实现。对于具备复合手术室的中心推荐进行"一站式"HCR,而"分站式"HCR 手术,更依赖于心脏团队对分期手术先后顺序、间隔时间的决策及术者的技术,以减少术后并发症、降低病死率。

虽然 HCR 技术为心血管内科及心脏外科公认的能够保持血运重建长期疗效的手术策

略,但目前尚未在国内广泛开展。究其原因:①随着 PCI 手术器械的改进和技术的迅速发展,尤其是对慢性完全闭塞病变(CTO)治疗技术的改进和提高,部分左主干及其 CTO 病变通过 PCI 技术就能完成血运重建,给 CABG 技术带来了极大的冲击。②心脏外科微创多支冠状动脉旁路移植术的开展,也制约了 HCR 技术的发展。但是微创多支冠状动脉旁路移植术的远期疗效目前尚需大量的临床研究来进一步证实。目前,对于非 LAD 血管的非 CTO 局限病变,PCI 的远期结果优于静脉桥是明确的。③心血管内科及心脏外科发展的不均衡也是制约 HCR 手术发展的一个重要因素。我国目前能够开展心脏外科手术的医院近 700 家,一年 CABG 手术不足 8 万例,其中能够开展微创外科的更少,拥有复合手术室的医院尚不足 1/3。而我国能够进行冠状动脉介入治疗的医院近 10 倍于能够开展心脏外科手术的医院,近几年的介入手术量每年达 90 万例。心血管内科及心脏外科技术力量的严重失调也是 HCR 手术未能迅速发展起来的一个重要原因。④技术推广和重视不够是 HCR 手术发展受限的原因之一。中国的第一台 HCR 手术由胡盛寿院士在 2000 年完成,到目前 20 多年的时间里,我国完成的 HCR 手术不足 1 万例,符合 HCR 适应证的患者数量不多也是其中一个因素。另外,许多基层的心血管内科医师不了解 HCR,同时也完全不了解 CABG 手术,因此对血运重建方式的选择相对局限,存在一定偏颇,也严重影响了 HCR 技术的开展。

由于 PCI 对病变血管的解剖形态和结构有特殊要求,对于严重迂曲、钙化、慢性闭塞及弥漫性病变的 PCI 成功率仍然较低且并发症发生率高。对于多支冠状动脉病变来说,采取 HCR 策略可以把 MIDCAB 和 PCI 结合起来,对于严重迂曲、钙化、慢性闭塞及弥漫性病变的 LAD 行 MIDCAB,利用 LIMA-LAD 桥具有长期良好的通畅率与非 LAD 的局限病变行 PCI(PCI 的 DES 支架优于静脉桥)相结合,既可以在保持桥血管的远期高通畅率、提高患者生存率、减少并发症等方面显示其明显优势,更能够改善手术风险/获益比,从长远来看可大大减少医疗支出,具有重要的社会经济意义,HCR 作为复杂冠状动脉病变的一个新型治疗策略,前景令人期待。但对于 HCR 是否能够作为冠状动脉多支血管病变的常规血运重建方法,目前仍需长期临床随访和证据的进一步支持,HCR 作为一种优选的血运重建方式,其发展和推广任重道远。

(史冬梅)

参考文献

[1] HARSKAMP R E, BONATTI J O, ZHAO D X, et al. Standardizing definitions for hybrid coronary revascularization [J]. J Thorac Cardiovasc Surg, 2014, 147 (2): 556-560.

[2] GAUDINO M, BAKAEEN F, DAVIERWALA P, et al. New Strategies for Surgical Myocardial Revascularization [J]. Circulation, 2018, 138 (19): 2160-2168.

[3] INDJA B, WOLDENDORP K, BLACK D, et al. Minimally invasive surgical approaches to left main and left anterior descending coronary artery revascularization are superior compared to first-and second-genera-

tion drug-eluting stents: a network meta-analysis [J]. Eur J Cardiothorac Surg, 2020, 57 (1): 18-27.

［4］中国心脏内外科冠心病血运重建专家共识组. 中国心脏内、外科冠心病血运重建专家共识 [J]. 中华胸心血管外科杂志, 2016, 32 (12): 707-710.

［5］YANAGAWA B, HONG K, CHEEMA A, et al. What is the state of hybrid coronary revascularization in 2018？[J]. Curr Opin Cardiol, 2018, 33 (5): 540-545.

［6］中国冠状动脉杂交血运重建专家共识 (2017 版) 专家组. 中国冠状动脉杂交血运重建专家共识 (2017 版)[J]. 中华胸心血管外科杂志, 2017, 33 (8): 449-455.

［7］Task Force on Myocardial Revascularization of the European Society of Cardiology (ESC) and the European Association for Cardio-Thoracic Surgery (EACTS), European Association for Percutaneous Cardiovascular Interventions (EAPCI), WIJNS W, et al. Guidelines on myocardial revascularization [J]. Eur Heart J, 2010, 31 (20): 2501-2555.

［8］KON Z N, BROWN E N, TRAN R, et al. Simultaneous hybrid coronary revascularization reduces postoperative morbidity compared with results from conventional off-pump coronary artery bypass [J]. J Thorac Cardiovasc Surg, 2008, 135 (2): 367-375.

［9］ZENATI M, COHEN H A, GRIFFITH B P. Alternative approach to multivessel coronary disease with integrated coronary revascularization [J]. J Thorac Cardiovasc Surg, 1999, 117 (3): 439-444.

［10］BONATTI J, SCHACHNER T, BONAROS N, et al. Technical challenges in totally endoscopic robotic coronary artery bypass grafting [J]. J Thorac Cardiovasc Surg, 2006, 131 (1): 146-153.

［11］KAYATTA M O, HALKOS M E, PUSKAS J D. Hybrid coronary revascularization for the treatment of multivessel coronary artery disease [J]. Ann Cardiothorac Surg, 2018, 7 (4): 500-505.

［12］MESSERLI A W, MISUMIDA N. Hybrid Coronary Revascularization 5 Years On: Is Clinical Equipoise Good Enough？[J]. JACC Cardiovasc Interv, 2018, 11 (9): 853-855.